Le cholestérol

pour en avoir
le coeur net

LA FONDATION DES MALADIES DU COEUR DU CANADA

Oui!
Je veux appuyer la Fondation des maladies du coeur du Canada dans sa recherche et ses programmes éducatifs qui visent à réduire l'occurrence d'invalidité précoce et de décès causés par les affections cardiaques et les accidents cérébro-vasculaires.

Vous trouverez ci-joint un chèque ou mandat payable à LA FONDATION DES MALADIES DU COEUR DU CANADA au montant de :

☐ 10 $ ☐ 25 $ ☐ 50 $ ☐ 100 $ ☐ _____ $

Voici mon nom et mon adresse postale :

Nom _____

Adresse _____

_____

Ville _____ Code postal _____

La Fondation des maladies du coeur du Canada est un organisme de charité enregistré. Votre appui est grandement apprécié. Un reçu pour fins d'impôt vous sera expédié.

Veuillez cocher ici si vous désirez de plus amples informations.
☐ oui ☐ non

Veuillez faire parvenir à :

> La Fondation des maladies du coeur du Canada
> 1, rue Nicholas
> Bureau 1200
> Ottawa (Ontario) K1N 7B7

Le cholestérol
pour en avoir
le coeur net

CAUSES
CONTRÔLE
TRAITEMENT

Dr Howard S. Seiden

**Département de médecine familiale et communautaire,
Université de Toronto**

Traduction : Syntagme

Éditions Grosvenor Inc.
Toronto ~ Montréal

Les éditeurs désirent témoigner leur gratitude à la société **Merck Frosst** pour la subvention à l'éducation qui leur a permis de publier le présent livre.

Données de catalogage avant publication (Canada)

Seiden, Howard
Le cholestérol : pour en avoir le coeur net

Publié aussi en anglais sous le titre :
  Getting to the Heart of Cholesterol
ISBN 0-919959-45-8

1. Coeur – Maladies – Diétothérapie. 2. Coeur – Maladies – Prévention. 3. Régimes pauvres en cholestérol. I. Titre.

RC684.D5S4414   1989   616.1'20654   C89-093328-6

Publié par

Grosvenor House Press Inc.   Éditions Grosvenor Inc.
111 Queen Street East   1456, rue Sherbrooke ouest
Suite 456   3ᵉ étage
Toronto, Ontario   Montréal (Québec)
M5C 1S2   H3G 1K4

Couverture : Karen Paul
Imprimé et relié au Canada

Table des matiéres

DEUXIÈME PARTIE
Traitement des facteurs de risque

ANNEXES

Au sujet de l'auteur

Le docteur Howard Seiden, MD, MSc, CCFP, est directeur des services de santé Front-Frederick au centre-ville de Toronto. Il s'agit d'un établissement de santé multidisciplinaire axé sur la prévention et l'éducation. Dr Seiden est professeur adjoint au département de médecine familiale et communautaire de l'Université de Toronto et pratique à l'hôpital St. Michael's et à l'hôpital Général de Toronto. Il a siégé durant un certain nombre d'années au conseil d'administration du Toronto Academy of Medicine et en est actuellement le vice-président. Ancien membre du conseil consultatif de rédaction du *Canadian Family Physician,* il continue de travailler pour cette revue à titre de collaborateur et de critique. Auteur médical bien connu, Dr Seiden rédige une chronique hebdomadaire souscrite qui paraît dans nombre des plus importants journaux canadiens.

Introduction

Depuis sa création au cours des années 50, la Fondation des maladies du coeur du Canada a pour seul objectif d'appuyer la recherche et l'éducation qui visent à réduire l'occurrence de décès prématurés et d'invalidité découlant des affections cardiaques et des accidents cérébro-vasculaires (ACV). Durant toutes ces années, la Fondation a accru son programme d'appui à la recherche; les montants consacrés à cette activité sont passés de subventions de 3 000 $ la première année à près de 28 millions de dollars en 1988. Elle commandite maintenant plus de 600 chercheurs et médecins qui effectuent des recherches sur le coeur et les ACV dans tous les hôpitaux importants et dans toutes les écoles de médecine du Canada.

À la Fondation, nous sommes fiers à juste titre de notre contribution à la réduction de la mortalité liée aux affections cardiovasculaires, lesquelles diminuent au rythme de 2 % par année. En fait, nous en sommes maintenant à une étape où l'on peut prévenir de manière significative les affections cardiovasculaires. Néanmoins, plus de Canadiens meurent d'affections cardiaques et d'ACV que de toute autre cause. Il y a donc encore beaucoup à faire.

Les nutritionnistes nous disent que «nous sommes ce que nous mangeons», et que les Canadiens mangent trop de gras. Le gras compte pour 40 % des calories que nous ingérons, en dépit du fait

9

que les scientifiques se soient récemment mis d'accord pour recommander une consommation inférieure à 30 %.

Les taux élevés de cholestérol sanguin exposent les Canadiens à un risque excessif d'affections cardiaques et circulatoires. Pour nombre de personnes, un régime à haute teneur en gras ajoute un cholestérol inutile au système circulatoire. Pour aider à prévenir ce danger, la Fondation dispose de deux stratégies fondamentales. Premièrement, elle aide les groupes à risque élevé en cernant les traitements utiles pour remédier à l'hypercholestérolémie. Deuxièmement, elle suggère au grand public des modifications mineures du mode de vie, comme par exemple, une réduction de l'apport de graisses alimentaires.

En tant que membres de la Fondation, nous sommes particulièrement heureux de collaborer à la publication du présent livre, parce que nous croyons qu'il est important que les Canadiens soient conscients des risques liés à l'hypercholestérolémie et connaissent les façons dont on peut s'alimenter sans que le coeur soit en danger. Nous espérons que la connaissance des plus récentes informations sur les causes et la maîtrise des affections liées au cholestérol vous aidera à prendre personnellement des décisions responsables concernant votre santé.

RAYMOND CREVIER   JOHN McCREA
Président   *Directeur général*

Fondation des maladies du coeur du Canada

Remerciements de l'auteur

Je dédie mon livre à Matthew et à Kerry, parce qu'ils m'ont demandé régulièrement s'il était enfin terminé, qu'ils ont dû passer leurs vacances d'hiver sans moi parce qu'il n'était pas terminé et parce qu'ils m'ont dit que je leur avais manqué lorsque j'étais absent. J'espère qu'une partie de la contribution que j'ai apportée au présent ouvrage permettra une meilleure compréhension du cholestérol, de l'athérosclérose et des affections coronariennes, et que cela empêchera les artères de vos enfants et des miens d'être touchées. Grâce aux connaissances acquises en écrivant le présent livre, l'alimentation de Kerri et de Matthew sera davantage empreinte de prudence.

Je remercie également Catherine, mon épouse, de son encouragement lorsque, en plein milieu de la nuit, je décidais d'abandonner et de ne jamais finir le manuscrit. Je la remercie également d'avoir lu les épreuves jusque tard dans la nuit.

Toute ma gratitude à Isolde Prince et Kathleen Olsen, I.L., qui se sont chargées de la recherche, de la révision et de la mise en tableau de la documentation. Je remercie aussi le personnel, les patients et les clients de mon bureau de m'avoir supporté. De même, j'exprime toute ma gratitude aux experts qui ont lu et commenté de façon si positive le contenu du livre.

Pour un auteur, le fait d'admettre qu'un livre ne saurait devenir réalité sans les rédacteurs et les éditeurs constitue un compliment réel pour ces personnes habituellement méconnues, bien qu'essentielles, et qui se spécialisent dans le perfectionnement de la perfection. Toute ma gratitude à Fran MacDonald, au docteur Jo File et à Julia Armstrong.

C'est un honneur d'être l'auteur d'un livre qu'a avalisé la Fondation des maladies du coeur du Canada. Il est rare qu'une personne qui n'est ni cardiologue ni «lipidologue» se voie accorder un tell privilège. Je les remercie de m'avoir associé à eux et de tout ce que j'ai appris à la suite de cette association.

HOWARD SEIDEN
Mars 1989

Remerciements des éditeurs

Les éditeurs remercient toutes les personnes qui ont révisé avec un oeil critique le manuscrit et ont ainsi permis la publication du présent ouvrage. Ce sont le docteur Peter Olley, président du Conseil consultatif médical de la Fondation des maladies du coeur du Canada; le docteur Richard Lauzon, directeur national des programmes de la Fondation; Ruth McPherson, directrice de la Clinique de recherche sur les lipides de l'hôpital Royal-Victoria de Montréal et Denise Beatty, diététiste professionnelle. En outre, toute notre gratitude à Ghislaine Roederer, du Centre de recherches cliniques de Montréal, qui a revu le manuscrit.

PREMIÈRE PARTIE

Le cholestérol

1

Introduction au cholestérol

Si vous lisez ce livre, c'est parce que vous désirez en savoir plus à propos du cholestérol, de sa relation avec les décès prématurés causés par les affections cardiaques et de la façon dont on peut traiter le problème. Des crises cardiaques se sont peut-être produites dans votre famille, et vous cherchez des moyens pour que cela ne vous arrive pas. Peut-être êtes-vous inquiet parce qu'un test du taux de cholestérol a montré que le vôtre est élevé. Ou encore, vous êtes une personne en parfaite santé et vous êtes simplement intéressé à ce que cela ne change pas.

Quelles que soient vos raisons, vous avez acheté ce livre pour apprendre. Nous vous aiderons de notre mieux à apprendre en vous donnant les informations suivantes :

- La nature du cholestérol et son effet dans votre organisme.
- La façon dont le cholestérol peut endommager vos artères.
- Les autres facteurs de risque d'affections coronariennes.
- Les traitements utilisés pour remédier aux taux élevés de cholestérol.
- Votre rôle dans la prévention et le traitement.

Lorsqu'on traite d'un sujet aussi complexe que le cholestérol, il n'est pas facile d'informer et de décider quelle information est utile. À vrai dire, il y a encore beaucoup à découvrir sur le rôle que joue le cholestérol dans les affections cardiaques. On en connaît encore très peu sur les effets de la réduction des taux de cholestérol, particulièrement chez les femmes et les enfants.

Ceux d'entre nous qui ont essayé de se tenir au courant des faits nouveaux dans le domaine de la médecine sont également conscients du fait que les experts ont à cet égard des opinions divergentes. Les recommandations changent. Certaines des études sur lesquelles les experts fondent leurs recommandations ne tiennent pas de la science la plus parfaite. Les études médicales arrivent à des conclusions différentes. Même les groupes spécialisés sont en désaccord. Il nous incombe donc de présenter de façon équilibrée ce que pensent les tenants et les critiques des théories les plus courantes.

C'est vous qui déciderez

Ce que vous trouverez dans cet ouvrage, se résume à ceci : que sont les lipides (mot savant pour désigner les graisses alimentaires et les graisses corporelles? De quoi sont-ils constitués?   Et quelles sont leurs fonctions dans notre organisme. Vous y trouverez également des informations sur le grand nombre d'autres facteurs de risque qui peuvent contribuer à l'apparition d'affections cardiaques. Vous apprendrez à connaître les traitements, ainsi que ceux qui devraient être essayés en premier. Dans la plupart des cas, le premier traitement recommandé est une modification de l'alimentation. Il y a donc un grand nombre de pages consacrées à la nutrition et aux éléments nutritifs : vitamines, minéraux, graisses alimentaires, protéines et glucides. Ces chapitres renferment également des conseils pour vous aider à faire votre marché, parce que c'est souvent au supermarché qu'on abandonne la bataille contre le cholestérol.

Vous apprendrez ensuite que votre personnalité, votre poids, l'exercice physique que vous faites et le stress que vous subissez sont également des facteurs à considérer. Comme il est beaucoup plus facile d'avaler une pilule que d'apporter des modifications importantes à son mode de vie, vous apprendrez à quel moment et à quelles conditions il faut recourir au traitement médicamenteux. L'ouvrage contient même une revue des principales études portant sur le cholestérol.

Après avoir passé tous ces renseignements au crible, vous déciderez quelles sont les informations et les conseils auxquels vous désirez vous conformer dans votre vie quotidienne. Vous êtes peu susceptible de vous conformer à des recommandations que vous ne comprenez pas. Peu de gens entreprendraient d'apporter des modifications à leur mode de vie sans disposer de bonnes preuves que cela peut prolonger leur vie.

Il est peu probable qu'un gouvernement adopte jamais une loi décrétant ce que vous devez mettre dans votre estomac. En dernière analyse, c'est vous qui déciderez de ce que vous devez faire. C'est vous qui déciderez quels aliments vous mettrez sur votre table ou commanderez dans un restaurant. Et, mieux encore, quels aliments vos enfants consommeront.

Lorsque vous aurez terminé de lire cet ouvrage, vous serez capable de reconnaître ce qui est bon pour vous : notamment, une alimentation empreinte de prudence et un programme d'exercices et de relaxation. Nous pourrions même être en mesure de vous convaincre qu'il n'est pas difficile d'adopter ce qui est bon pour vous. Nous ne pouvons garantir que les éléments contenus ce livre vous feront vivre plus longtemps, mais ce pourrait être le cas.

Avant de commencer, toutefois, voici certains éléments fondamentaux sur la découverte du cholestérol et sur sa relation avec les affections cardiaques.

Historique du cholestérol

Le cholestérol est loin d'être une nouvelle découverte. Au début du XIXᵉ siècle, le chimiste français Michel Chevreul a donné le nom de «cholestérine», du grec *chole* (bile) et *stereos* (solide), à une substance blanche et grasse qu'il avait isolée des calculs biliaires. Au milieu des années 1800, un autre chimiste français, M. Berthelot, remplaçait la terminaison «ine» par «ol» parce qu'on avait découvert que ce composé était un alcool.

Bien que, durant la dernière partie du XIXᵉ siècle, certaines personnes aient avancé que le cholestérol nuisait aux artères, la plupart des historiens semblent fixer le point de départ de cette théorie à 1933, lorsque Niolai Anitschkow a allégué que le cholestérol contenu dans les aliments que nous mangeons finit par former un dépôt dangereux dans nos artères.

La révélation d'Anitschkow tombait à pic. Les affections coronariennes venaient d'être officiellement reconnues pour la première fois dans l'édition de 1929 de *International Diseases and Cause of Death*. Avant ce moment, l'artériosclérose (durcissement des artères) et la crise cardiaque (infarctus du myocarde) n'existaient pas de façon officielle.

Lorsque la Seconde Guerre mondiale s'est terminée, donnant enfin un peu de temps aux chercheurs médicaux pour se consacrer à l'étude de ce qui était devenu une épidémie d'affections coronariennes, un des principaux chercheurs dans ce domaine a été Ancel Keys de l'école de médecine de l'université du Minnesota. Il a comparé les taux de décès par affections cardiaques dans divers pays et a noté un fait plutôt alarmant : l'alimentation de personnes vivant dans des pays où le nombre de décès causés par des affections cardiaques est élevé comportait des pourcentages élevés de gras. Keys a également montré que lorsque l'alimentation est riche en gras animaux plutôt qu'en gras végétaux, le taux de cholestérol sanguin s'élève.

Depuis, on a fait un grand nombre de découvertes concernant le cholestérol, et vous les découvrirez par vous-même au prochain chapitre. En fait, à ce jour, treize Prix Nobel ont été accordés à des chercheurs qui étudiaient un des aspects du rôle manifestement important que joue le cholestérol dans notre vie.

Le cholestérol peut être une question de vie ou de mort. Pour vous garder en vie, votre coeur pompe du sang et l'envoie à toutes les parties de votre organisme par les artères. Les artères apportent le sang au muscle cardiaque lui-même. Les veines sont d'autres vaisseaux qui ramènent au coeur le sang des différentes parties de l'organisme. (La personne normale pesant 70 kilos possède plus de 100 000 kilomètres de vaisseaux sanguins.) Tout ce qui ralentit ou interrompt cette circulation continuelle du sang peut provoquer une crise cardiaque ou un accident cérébro-vasculaire. Le cholestérol contribue à l'athérosclérose l'une des plus graves causes d'obstruction que nous connaissons; les affections cardiaques et les accidents cérébro-vasculaires sont les principales causes de décès des Canadiens.

Quelques mots sur la terminologie

Le terme général «affections coronariennes» s'applique à un grand nombre d'affections différentes. L'angine, par exemple, est une douleur à la poitrine qui apparaît lorsque la quantité de sang qui circule dans les artères coronaires est insuffisante pour satisfaire aux besoins du muscle cardiaque. Le terme «artériosclérose» s'ap-

plique à un groupe d'affections caractérisées par un épaississe-
ment des parois artérielles; l'«athérosclérose» est une forme
d'artériosclérose dans laquelle les artères sont épaissies et
bouchées par une plaque formée par des dépôts de gras et de
cholestérol. L'angine peut apparaître à la suite du rétrécissement
artérioscléreux ou d'un spasme des artères coronaires. Les at-
taques d'angine sont réversibles, généralement à l'aide d'un
médicament comme la nitroglycérine. Toutefois, si la circulation
sanguine est si insuffisante qu'elle entraîne la «mort» d'une partie
du coeur, une crise cardiaque ou infarctus du myocarde se
produit.

Le terme «cholestérol sanguin» est un autre terme que vous
verrez souvent. Il sert à distinguer le cholestérol qui se retrouve
dans l'organisme de celui qui se retrouve dans l'alimentation.
Avec raison, certains auteurs préfèrent utiliser le terme
«cholestérol sérique», le sérum étant la partie liquide du sang. Mais
nous avons décidé que «cholestérol sanguin» décrit suffisamment
bien la réalité.

Vous remarquerez également de nombreuses allusions au LDL
et au HDL, qui sont des sous-groupes du cholestérol. Leur
appellation réelle est cholestérol-LDL, ou C-LDL et cholestérol-
HDL ou C-HDL. Toutefois, on y faisait si souvent allusion qu'on
en est venu à considérer qu'ils compliquaient la lecture. Nous
avons donc utilisé souvent l'abréviation, et avons même poussé
la simplicité en les appelant LDL et HDL. Face à un sujet aussi
important que le cholestérol, nous n'avons nul besoin de nous
encombrer de jargon.

Résumé

1. Les affections cardiaques et les accidents cérébro-vasculaires
   tuent davantage de Canadiens que toute autre maladie.
2. Plus votre cholestérol sanguin est élevé, plus vous risquez
   d'avoir une crise cardiaque.
3. Bien que nous reconnaissions les controverses et les désac-
   cords soulevés par les experts dans ce domaine, ainsi que la
   médiocrité des méthodes de recherche associées à beaucoup
   d'études portant sur le sujet, il existe suffisamment de données
   qui portent à croire que des modifications apportées au mode
   de vie et à l'alimentation réduiront les risques d'affections
   cardiaques.
4. Cet ouvrage vise à faire de vous un consommateur averti. Il ne

vous donnera pas le droit de pratiquer la médecine ni ne fera de vous un expert en nutrition. Et même si cela était le cas, il serait contraire à la déontologie et à la sagesse qu'une personne exerce sa profession sur elle-même et sur les membres de sa famille. Seul un médecin inconscient se traite lui-même.

5. Faites part à votre conseiller médical personnel de l'information que vous avez apprise afin d'en discuter avec lui et de voir comment cette information peut être appliquée à vous et à votre famille.

2

Les lipides et vous

Les lipides sont des graisses et des huiles. Ils forment une composante de notre alimentation et de notre organisme. Ce sont eux qui rendent les aliments savoureux, eux qui exhalent cette odeur attirante d'entrecôte poêlée, de poisson-frites ou de poulet frit. La consommation de graisse prolonge le séjour des aliments dans l'estomac, ce qui fait que nous nous sentons repus plus longtemps. Par ailleurs, même lorsque nous n'avons pas faim, les saveurs contenues dans les aliments gras que nous mangeons peuvent stimuler notre appétit. Les graisses donnent également de la texture aux aliments.

Toutefois, nous avons été en quelque sorte amenés à croire que les lipides sont mauvais pour nous – ou, à tout le moins, que les glucides et les protéines sont meilleurs pour la santé. Il demeure que les lipides, lorsque consommés en quantités adéquates, se révèlent inestimables pour notre organisme. Nous ne pourrions vivre sans eux. Ils forment une partie de la paroi cellulaire, ou membrane, qui sépare une cellule d'une autre. Certains éléments chimiques indispensables à la santé, comme les hormones stéroïdiennes, font partie de la famille des lipides. Des substances grasses entourent certains de nos nerfs, où elles jouent le même rôle que la gaine isolante qui entoure les fils électriques.

Sans cette isolation, les nerfs seraient court-circuités.

Lorsque nous consommons des aliments riches en lipides, nous ingérons en même temps des vitamines liposolubles A, D, E et K. Le gras entoure nombre de nos organes vitaux et les protège contre les blessures. Les graisses stockées dans notre organisme peuvent nous aider à survivre durant les périodes de famine, ce qui est une des raisons pour lesquelles des cellules pouvant emmagasiner les graisses se sont formées chez les premiers hommes.

Les lipides sont de très efficaces producteurs d'énergie. Ils comportent neuf calories d'énergie par gramme, plus du double de ce que fournissent les protéines et les glucides. Si nous devions emmagasiner les calories excédentaires sous forme de protéines ou de glucides, notre corps serait 2,25 fois plus gros. Bien que l'on retrouve des lipides dans toutes les cellules de notre organisme, les réserves sont emmagasinées principalement dans nos cellules adipeuses. Et, comme vous l'avez peut-être remarqué, ces cellules semblent pouvoir s'élargir de façon presque illimitée pour emmagasiner des graisses.

Triglycérides et acides gras

Il est plus facile de comprendre ce qu'est le cholestérol si vous êtes familiarisé avec la terminologie utilisée pour décrire les différents lipides. La plus grande partie des lipides qui se trouvent dans l'organisme est sous forme de triglycérides. Et les triglycérides se composent d'unités plus petites, appelées acides gras.

Il y a trois principaux types d'acides gras : les acides gras saturés, mono-insaturés et polyinsaturés. Les acides gras saturés (AGS) proviennent en majeure partie de sources animales, par exemple, de la viande, du lait, du fromage et du beurre. Mais certaines huiles végétales, comme l'huile de noix de coco et l'huile de palme sont également en majeure partie saturées. Les régimes riches en acides gras saturés sont susceptibles d'élever notre cholestérol sanguin.

Les acides gras mono-insaturés (AGMI) sont présents dans les huiles d'olive et de «colza», dans les arachides et les avocats. Les acides gras polyinsaturés (AGPI) sont présent dans les huiles de maïs, de tournesol et dans la plupart des autres huiles végétales. Des régimes riches en gras mono-insaturés et polyinsaturés sont susceptibles de maintenir le cholestérol sanguin à une concentration plus faible, plus souhaitable.

Jusqu'à tout récemment, les experts ne savaient pas précisément s'ils devaient classer les acides gras mono-insaturés dans la catégorie des graisses «bonnes» ou «mauvaises». Même s'ils ont cru à un certain moment que ces acides gras n'influaient pas sur le cholestérol sanguin d'une façon ou d'une autre, les chercheurs pensent maintenant que les AGMI aident à l'abaisser. Certaines données concernant les affections coronariennes dans des pays méditerranéens comme l'Italie militent en faveur de cette hypothèse. La quantité importante d'huile d'olive consommée par les habitants de cette région du monde semble les protéger contre l'athérosclérose. (On trouvera dans le chapitre 7, qui porte sur les graisses alimentaires, des recommandations sur la quantité de chaque type de gras que nous devrions consommer.)

Une autre forme abrégée que vous avez peut-être vue est le rapport P/S, qui représente le rapport entre les gras polyinsaturés et les gras saturés dans un aliment. On le calcule en divisant le nombre de grammes d'AGPI par le nombre de grammes d'AGS, et on le retrouve généralement sur les étiquettes de margarine et d'autres aliments. Toutefois, le facteur le plus déterminant de la concentration de cholestérol sanguin est la consommation absolue d'acides gras saturés, car ils peuvent accroître la cholestérolémie beaucoup plus que les gras polyinsaturés ne peuvent l'abaisser.

Comment classer les gras

La plupart des aliments contiennent un mélange de gras, de glucides, de protéines, de minéraux et de vitamines. Pour l'instant, nous ne nous attachons qu'aux corps gras; voyons donc les principales composantes de trois corps gras : le beurre, qui contient des traces de protéine et de glucide, et les huiles d'olive et de maïs, qui sont essentiellement des huiles pures.

Ces trois gras contiennent des AGS, des AGMI et des AGPI, mais en quantités différentes (voir Tableau 2.1). Pour simplifier les choses, classons les lipides selon la quantité d'acides gras qui prédomine. Nous classerons donc le beurre comme un gras saturé, l'huile d'olive comme un gras mono-insaturé, et l'huile de maïs comme un gras polyinsaturé. Les deux dernières ne contiennent pas de cholestérol, mais vous remarquerez que le beurre renferme 25 calories de moins que la même quantité d'huile. Cela s'explique par le fait qu'une cuillerée à table de beurre contient 16 % d'eau alors que les huiles liquides sont des lipides purs.

Tableau 2.1 Composantes de trois corps gras

Une cuillerée à table	Beurre	Huile d'olive	Huile de maïs
AGS (g)	7,2	2,0	1,8
AGPI (g)	0,4	1,0	8,2
AGMI (g)	3,3	10,0	3,4
Gras total (g)	11,0	14,0	14,0
Rapport P/S	0,06	0,5	4,6
Cholestérol (g)	0,032	0,0	0,0
Calories	100,0	125,0	125,0

De tous les acides gras, il en existe seulement deux dont notre organisme a besoin mais qu'il ne peut fabriquer à partir des autres acides gras, des protéines ou des glucides. Nous pouvons fabriquer nous-mêmes tous les autres acides gras dont nous avons besoin si nous ne les trouvons pas dans notre alimentation. Les deux exceptions sont les acides linoléiques et linoléniques. Comme ces deux acides sont nécessaires à une bonne santé, on les nomme acides gras essentiels.

Ces acides jouent un rôle capital dans le maintien de la solidité de nos membranes cellulaires. Nous avons besoin de combiner ces deux acides à d'autres acides gras, car entre autres choses, ils participent à la production de diverses substances apparentées aux hormones. Heureusement, ces deux acides polyinsaturés se trouvent facilement dans les huiles animales et végétales, et les carences alimentaires de ces acides sont rares.

Gras hydrogénés

Sous leur forme naturelle, les AGMI et les AGPI peuvent être attaqués par l'oxygène. Lorsque c'est le cas, et que l'oxygène se lie aux acides gras, l'aliment qui les contient devient rance ou se gâte. Pour retarder l'oxygénation, on peut conserver l'huile dans un contenant fermé, au réfrigérateur. On peut également prévenir qu'elle se gâte en y ajoutant un anti-oxydant naturel, comme la vitamine E ou la vitamine C. Une autre solution consiste à ajouter à l'huile un anti-oxydant chimique, par exemple le BHA (hydroxyanisole butylé) et le BHT (hydroxytoluène butylé), que vous trouverez inscrits dans la liste d'ingrédients de nombreux aliments. Une troisième façon de prévenir l'oxygénation consiste à ajouter des atomes d'hydrogène aux huiles insaturées, procédé appelé hydrogénation. Sur les étiquettes des aliments qui ont subi ce traitement, vous pouvez lire : «Contient [ou peut contenir] une ou plusieurs huiles végétales hydrogénées.»

Qu'est-ce qui peut bien nous pousser à trafiquer un produit naturel de cette façon? Eh bien, en plus de ralentir la détérioration, l'hydrogénation change les caractéristiques de l'huile. L'huile de maïs, par exemple, est liquide. Mais la margarine d'huile de maïs est solide lorsqu'on la sort du réfrigérateur, et même la plupart des margarines molles demeurent plus ou moins solides à la température de la pièce.

Lorsqu'une huile végétale est hydrogénée, elle devient plus saturée. On peut en obtenir une preuve par une simple observation : le saindoux est solide à la température de la pièce; le gras de poulet est mi-solide; l'huile de maïs est liquide. Des trois, le saindoux contient la plus grande quantité de gras saturés, et l'huile de maïs, la plus faible. Une huile de maïs hydrogénée contient des atomes d'hydrogène et prend la consistance solide d'une huile plus saturée.

La plupart des procédés d'hydrogénation pourraient comporter un autre problème. Le produit final a subi une modification chimique au cours de laquelle les acides gras de l'huile végétale naturelle sont devenus des acides gras «trans». Le problème, c'est que, sauf quelques rares exceptions, les acides gras «trans» ne sont pas naturels. Cela signifie que la plupart des procédés d'hydrogénation produisent :

1. Une huile végétale moins polyinsaturée et plus saturée qu'à l'habitude.
2. Des acides gras «trans» qui ne possèdent pas les effets bénéfiques des gras polyinsaturés naturels.

On ne comprend pas encore très bien les conséquences de l'introduction de ces acides gras «trans» dans notre organisme. Certains chercheurs pensent que notre organisme les métabolise davantage comme des acides gras saturés que comme des acides gras insatures. Il a été dit que nos membranes cellulaires peuvent utiliser les acides gras «trans», mais également que ces derniers peuvent nuire à un fonctionnement cellulaire normal. D'autres chercheurs ont établi un lien entre des doses élevées d'acides gras «trans» et le cancer chez de petits animaux, bien que les effets de la consommation de petites quantités de ces produits ne soient pas déterminés. Rien n'a encore été prouvé, mais aucun des organismes officiels qui ont fourni des recommandations sur l'alimentation ou le cholestérol n'a mentionné la consommation d'huiles végétales hydrogénées.

Vous pourriez avoir l'intuition que les êtres humains ne sont tout simplement pas faits pour consommer des aliments synthétiques. Ces aliments transformés peuvent vous laisser sceptiques, et vous pouvez essayer d'éviter les huiles végétales hydrogénées, y compris la margarine. Toutefois, on peut hydrogéner partiellement des huiles végétales sans créer de liaisons «trans» entre les isomères. Bien que ce procédé soit un peu plus coûteux, un petit nombre de margarines fabriquées de cette façon sont offertes sur le marché (voir chapitre 7).

Qu'en est-il du beurre d'arachide?

Si vos enfants aiment le beurre d'arachide, vous apprendrez avec plaisir que l'huile d'arachide est en majeure partie mono-insaturée. Mais la plupart des fabricants hydrogènent partiellement l'huile de leur beurre d'arachide ou y ajoutent une huile hydrogénée. De cette façon, le produit dure plus longtemps, est plus crémeux, et l'huile ne se sépare pas des solides. Il devient également plus saturé.

Si vous désirez un beurre d'arachide qui ne soit pas hydrogéné, vous pourrez en obtenir qui ne contienne pas non plus d'additif sous la marque maison d'au moins une chaîne de supermarchés. Vous pourriez également servir de façon graduelle à votre famille le beurre d'arachide naturel qui ne contient aucun gras, ni sucre, ni sel ajouté et qui n'est pas hydrogéné – il s'agit simplement d'arachides moulues. De nombreux supermarchés procèdent maintenant à la mouture et à l'empaquetage de ce genre de beurre d'arachide à l'intention de leurs clients; vous pouvez également, si vous pouvez payer le prix plus élevé que demandent les magasins d'aliments naturels, moudre vous-même vos arachides, de la même façon que les grains de café.

Le beurre d'arachide naturel que vous achetez contient généralement une couche d'huile à la surface du pot. Mais il n'est pas difficile de l'intégrer au reste du mélange. Par la suite, vous n'aurez qu'à mélanger légèrement, voire pas du tout. Vous pouvez également entreposer le pot à l'envers. En dernier lieu, comme le beurre d'arachide naturel ne contient aucun préservatif et peut devenir rance, vous devriez le placer au réfrigérateur, à moins d'en acheter de très petites quantités à la fois.

Qu'arrive-t-il aux lipides que nous consommons?

Lorsque vous entendez les termes «saturé», «polyinsaturé» et «mono-insaturé», il s'agit habituellement des acides gras d'une huile ou d'un corps gras particulier . Penchons-nous maintenant sur ce qui arrive aux lipides une fois que nous les avons avalés.

En temps normal, nous puisons nos acides gras dans les aliments. Et les aliments contiennent rarement des acides gras simples, «solitaires», «libres». Dans les aliments, tout comme dans notre organisme d'ailleurs, la plupart des acides gras se groupent en unités plus grandes appelées triglycérides. Les triglycérides sont une combinaison de trois acides gras et d'un glycérol et constituent environ 95 % des lipides de notre alimentation et de notre organisme.

Pour comprendre le mieux possible leur rôle et celui d'autres facteurs très importants, imaginez-vous en train de manger du gras. Imaginez donc votre plat favori – du porc pané à la manière chinoise c'est-à-dire frit dans un gras de boeuf succulent. À mesure que vous mastiquez, vos dents broient mécaniquement les gras. Si l'aliment est froid, en raison du retard du livreur, votre salive le réchauffera. Vous avalez, et l'aliment descend, passe par votre oesophage jusqu'à votre estomac.

Le contenu de votre estomac, y compris la graisse, finira par passer dans votre intestin grêle. Là, le gras stimule la libération d'une hormone intestinale qui amène la vésicule biliaire à se contracter. Celle-ci libère donc de la bile, qui agit un peu à la manière d'un détergent pour la vaisselle et produit une émulsion du gras. Le pancréas entre maintenant en jeu et secrète des lipases, qui sont des enzymes qui dissolvent le gras.

Nous sommes maintenant dans le feu de l'action! Les triglycérides sont fractionnés en acides gras et en glycérol. Le glycérol et les plus petits acides gras sont absorbés à travers la paroi intestinale et retransformés en triglycérides. Ces derniers sont véhiculés vers le foie par les vaisseaux sanguins qui entourent l'intestin grêle.

Et ce n'est pas fini!

Les triglycérides posent des problèmes. Ils sont insolubles dans l'eau et ne soivent pas flotter dans notre circulation sanguine sous forme de petits globules. Alors, lorsqu'ils sont dans la paroi intestinale, ils sont recouverts d'une couche de protéines. Le mélange de lipides enrobés de protéines s'appelle lipoprotéine.

Plus précisément, la lipoprotéine formée de cette manière dans la paroi intestinale s'appelle chylomicron.

Étant solubles dans l'eau, les chylomicrons peuvent être transportés par la circulation sanguine. Toutefois, ils ne passent pas directement dans le sang; ils passent d'abord de l'intestin au système de circulation lymphatique, pour ensuite passer dans le sang. Les sels biliaires, qui ont favorisé la digestion à la manière d'un détergent pour la vaisselle, continuent leur chemin plus loin dans l'intestin. Ils sont réabsorbés séparément à travers la paroi intestinale, passent dans la circulation sanguine et retournent au foie. Le foie les extrait du sang et les renvoie à la vésicule biliaire, où ils demeurent jusqu'au prochain repas gras. À ce moment-là, le processus recommence.

La quantité réelle de cholestérol tirée de vos aliments au cours de ce processus dépend d'un certain nombre de facteurs. L'un d'entre eux est la quantité de cholestérol présente dans les aliments que vous consommez. La présence d'autres graisses dans votre intestin au moment où le processus s'effectue constitue un autre facteur. Le cholestérol que vous mangez ne sera pas complètement absorbé; ce qui reste continue simplement son chemin et se retrouve dans vos selles. Par contre, les triglycérides, nutriments très énergétiques, sont presque totalement absorbés. Le cholestérol n'est pas essentiel, et comme le foie peut en fabriquer assez facilement, il n'exige pas un mode d'absorption efficace et élaboré.

Les lipoprotéines

La dernière fois où nous avons parlé de notre première lipoprotéine, le chylomicron, elle était véhiculée dans le sang. La majeure partie des lipides qu'elle renferme est libérée et envoyée aux cellules de l'organisme à l'aide d'une enzyme appelée lipase. Les chylomicrons qui restent passent ensuite dans le foie. En sa qualité de centre de traitement des graisses de l'organisme, le foie aide à extraire les acides gras de la circulation sanguine et à les traiter de nouveau pour utilisation ultérieure. Trois autres lipoprotéines sont plus fréquemment mentionnées que le simple chylomicron : la lipoprotéine de très faible densité; la lipoprotéine de faible densité, qu'on a surnommé «mauvaise»; et la lipoprotéine de haute densité, maintenant connue sous le nom de «bonne» lipoprotéine.

Fabriquée par le foie, la lipoprotéine de très faible densité (VLDL) transporte en majeure partie des triglycérides et, en moindre quantité, du cholestérol vers d'autres parties de l'organisme. Le diabète, l'obésité et la consommation d'alcool peuvent accroître la quantité de VLDL produits par le foie.

Les lipoprotéines de faible densité (LDL) sont pour la plupart dérivées des molécules de VLDL fabriquées dans le foie, et contiennent le cholestérol qu'elles transportent vers d'autres cellules. Une concentration élevée de LDL se traduit par une cholestérolémie totale élevée. Il s'agit également d'une des molécules les plus athérogènes (qui cause l'artériosclérose) circulant dans l'organisme.

Les lipoprotéines de haute densité (HDL) sont les plus connues actuellement, parce qu'elles protègent nos vaisseaux sanguins contre l'artériosclérose. Elles sont fabriquées par le foie et l'intestin et, d'une certaine manière, ont une fonction inverse de celle du LDL. Elles amassent une certaine partie du cholestérol que le LDL a déposé dans nos artères. On croit également que les HDL transportent le cholestérol vers des organes comme les glandes surrénales, les ovaires et les testicules, où elles sont transformées, entre autres bonnes choses, en hormones sexuelles et en autres stéroïdes.

Lorsque vous faites vérifier vos lipides sanguins par votre médecin, il obtient un «schéma complet» qui se compose des éléments suivants :

1. Cholestérolémie totale;
2. Cholestérolémie – lipoprotéine de faible densité (C-LDL);
3. Cholestérolémie – lipoprotéine de haute densité (C-HDL);
4. Triglycérides;
5. Rapport entre le cholestérol total et les HDL.

Bien que certains médecins croient encore qu'un test du cholestérol total suffit, vous apprendrez dans le prochain chapitre pourquoi, bien souvent, ce n'est plus le cas.

Et si vous ne l'avez pas déjà fait, vous tomberez, dans vos lectures ou ailleurs, sur d'autres lipoprotéines, comme les IDL, les HDL_2, les HDL_3 ainsi que les apolipoprotéines comme l'Apo-A-I et l'Apo-A-II, B. Certaines de ces lipoprotéines peuvent se révéler des marqueurs beaucoup plus sensibles pour permettre de diagnostiquer si un individu présente ou non des risques d'affection des artères coronaires. Toutefois, on s'en sert principalement à l'heure actuelle comme instruments de recherche.

Penchons-nous maintenant sur la vedette du présent ouvrage, le cholestérol. Présent dans toutes nos cellules, et en particulier celles du cerveau et de la moelle épinière, il est également un constituant de la bile qui digère les graisses. Il est l'élément principal des calculs biliaires et, comme nous l'avons mentionné, le principal matériau des hormones sexuelles et d'autres stéroïdes. En présence de la lumière du soleil, la peau utilise un dérivé du cholestérol pour fabriquer de la vitamine D.

Cependant, si vous ne consommiez pas de cholestérol, votre foie serait capable d'en fabriquer suffisamment pour répondre à tous les besoins de votre organisme. Il semble que cette production de cholestérol par le foie soit, dans une large mesure, fonction de la quantité totale de graisses dans votre alimentation en général et, plus précisément, de la quantité de gras saturés que vous consommez.

La présence d'une cholestérolémie totale et d'une cholestérolémie LDL élevées a été reliée à celle de coronaropathies, comprenant l'angine et les crises cardiaques.

Résumé

1. Les lipides sont des composantes importantes de notre alimentation et de notre organisme. La plupart des lipides présents dans notre organisme sont sous forme de triglycérides, qui sont composés d'acides gras.

2. Les trois principaux types d'acides gras sont les acides gras saturés (AGS), polyinsaturés (AGPI) et mono-insaturés (AGMI).

3. Une diète riche en AGS est susceptible d'élever le cholestérol sanguin, alors qu'une diète riche en AGPI et en AGMI est susceptible de ramener la cholestérolémie à un niveau plus souhaitable.

4. Les lipoprotéines sont également importantes, parce qu'une concentration élevée de lipoprotéines de faible densité (LDL) se traduit par une cholestérolémie totale élevée. Mais une concentration élevée de lipoprotéines de haute densité (HDL) protège nos vaisseaux sanguins contre l'artériosclérose.

3

Vérification de votre lipémie

Selon toute logique, la première étape de l'évaluation de votre cholestérolémie consiste à subir un test sanguin. Si la seule valeur que vous voulez obtenir est celle de votre cholestérolémie totale, vous n'avez qu'à vous présenter pour qu'on prélève un échantillon de votre sang. Le test le plus simple n'exige qu'une petite piqûre au doigt.

Certains diront que c'est suffisant, étant donné les coûts élevés des soins de santé. Si vos résultats s'inscrivent dans les limites acceptables pour votre âge, il n'y a probablement pas de problème. Vous n'avez pas besoin de vous inquiéter des LDL, des HDL ni des triglycérides. Si votre cholestérolémie totale est normale, pourquoi vous inquiéter?

Les membres du comité du Congrès du consensus canadien sur le cholestérol de 1988 ont une opinion différente. Selon eux, on devrait mesurer la cholestérolémie totale, ainsi que les triglycérides et le cholestérol HDL (le cholestérol LDL et le rapport entre le cholestérol total et le cholestérol HDL sont ensuite calculés à l'aide d'une formule mathématique). Mais ils recommandent que ces tests ne soient effectués de façon prioritaire que pour les personnes possédant des antécédents familiaux importants d'affections cardiaques, ou qui présentent une affection cardiaque établie, ou qui souffrent de diabète, d'hypertension artérielle, d'insuffisance rénale ou d'obésité (poids supérieur de 30 % au poids idéal). Selon eux, le Canada n'avait tout simplement pas les ressources pour effectuer un dépistage systématique chez tout le monde.

Toutefois, selon un autre organisme canadien, le Groupe d'étude sur l'examen médical périodique, seuls les hommes âgés de 30 à 59 ans devraient faire l'objet d'un dépistage régulier. D'après ce groupe, ce dépistage devrait comprendre une épreuve de cholestérol sanguin effectuée à un minimum de deux occasions, et une analyse de lipoprotéine à jeun comprenant les mesures du cholestérol total, du LDL et du HDL.

D'autre part, l'*U.S. National Cholesterol Education Program* suggère que chaque Américain âgé de plus de 20 ans soit soumis à un dépistage systématique.

Dans son rapport, le Congrès du consensus canadien a donc adopté un compromis quant aux personnes chez lesquelles on devrait procéder au dépistage, et ce, à la lumiére des sommes énormes liées au dépistage systématique chez l'adulte. En dépit de cela, si vous êtes une personne soucieuse de votre santé et que vous voulez en savoir le plus possible sur votre organisme, vous pouvez choisir de demander un profil lipoprotéinémique complet : cholestérol total, HDL et triglycérides. Vous pouvez également demander les valeurs pour le LDL ainsi que le rapport entre le cholestérol total et le HDL. Avec tous ces renseignements, vous devriez être en mesure de savoir où vous en êtes.

Les problèmes liés aux valeurs «normales»

Cependant, vous devez être conscient que chaque laboratoire qui effectue les tests, élaboreses valeurs «normales» en analysant les résultats d'un grand nombre d'échantillons sanguins provenant des personnes qu'il dessert. Les laboratoires appellent ce procédé «échantillonnage de population». Pour établir une valeur «normale», ils excluent en général les résultats se situant dans les tranches de 5 % supérieures et inférieures à l'ensemble des résultats. Ils considèrent donc comme normaux tous les résultats qui s'inscrivent en deçà de la tranche de 5 % considérée comme «anormalement élevée» et au delà de la tranche de 5 % considérée comme «anormalement basse».

Lorsqu'un laboratoire se sert d'un éventail statistique de résultats pour établir des valeurs «normales», le résultat réel («valeur») du test sanguin d'une personne n'est pas important. Tout ce que le médecin ou le sujet besoin de savoir, c'est si la valeur obtenue se situe dans les limites de la normale, si elle est trop élevée ou trop basse. En fonction de la catégorie dans laquelle les résultats s'inscrivent, on peut prescrire un plus grand nombre de tests au sujet, ou simplement l'assurer que tout va bien..

Le seul problème, c'est que si on procédait au même genre d'analyse dans une autre partie de votre ville, dans une autre province ou dans un autre pays, les valeurs «normales» seraient susceptibles d'être très différentes. En outre, l'échantillonnage initial ne tient pas compte de variables telles que le groupe ethnique, le sexe ou la situation socio-économique du sujet.

Il est donc évident que l'utilité des valeurs «normales» fondées sur des analyses statistiques est limitée. Selon les données nord-américaines provenant des cliniques de recherche sur les lipides, au moins 25 % des hommes âgés de plus de 40 ans présentent une cholestérolémie qui double le risque d'affections coronariennes, lorsqu'on les compare à la population moyenne. Si on se sert de normes statistiques pour interpréter les résultats de leur test, la plupart de ces hommes sortiront du bureau de leur médecin avec l'impression erronée qu'ils sont «normaux». Bien qu'ils le soient au plan statistique, au plan du risque, ils sont davantage susceptibles de contracter la maladie que d'autres personnes. S'ils connaissaient leur situation réelle, ils pourraient réduire de moitié leur risque de faire une crise cardiaque en réduisant leur cholestérolémie sur une période de quelques années.

Quand considère-t-on la cholestérolémie inacceptable?

Un des points majeurs du Congrès du consensus canadien sur le cholestérol a été l'établissement des concentrations de cholestérol «acceptables» et celles susceptibles de provoquer un «risque accru» ou un «risque élevé» chez les adultes des deux sexes. Ces valeurs sont résumées dans le Tableau 3.1. Le conseil du Congrès a également formulé des recommandations thérapeutiques lorsque les concentrations de LDL, de HDL et de triglycérides se retrouvent dans des limites inacceptables (consulter la partie inférieure du Tableau). L'abréviation mmol/L signifie millimoles par litre, et mg/dL, milligrammes par décilitre.

Les recommandations du Congrès vous donneront une idée de votre situation. Toutefois, cela nous amène à un autre problème lié au test de la cholestérolémie. Pour être valables, les résultats des tests devraient toujours être comparés aux valeurs utilisées dans des études importantes sur le cholestérol, plutôt qu'aux valeurs «statistiques» obtenues par les clients des laboratoires.

Tableau 3.1 Congrès du consensus canadien sur le cholestérol (Concentrations chez l'homme et la femme)

Âge	Acceptable	Risque accru	Risque élevé
30 ans et plus	5,2 mmol/L (200 mg/dL) ou moins	5,2 à 6,2 mmol/L (200 à 240 mg/dL)[1] ou plus	6,2 mmol/L (240 mg/dL)
18 à 29 ans	4,6 mmol/L (180 mg/dL ou moins	4,6 à 5,7 mmol/L (180 à 220 mg/dl)[2]	5,7 mmol/L (220 mg/dL) ou plus

[1] On devrait envisager un traitement intensif si la valeur du cholestérol LDL est supérieure à 3,4 mmol/L (130 mg/dL), celle du HDL, inférieure à 0,9 (35) ou celle des triglycérides, supérieure à 2,3 (200).

[2] On devrait envisager un traitement intensif si la valeur du LDL est supérieure à 3,0 mmol/L (115 mg/dL), celle du HDL, inférieure à 0,9 (35), ou celle des triglycérides, supérieure à 2,3 (200).

Vous avez également le droit d'obtenir l'assurance que le laboratoire qui a traité votre échantillon l'a fait selon une des méthodes normalisées reconnue. On utilise le terme «exactitude» pour indiquer la mesure selon laquelle les résultats d'un laboratoire sont proches des valeurs réelles. Au cours d'une enquête effectuée en Ontario, on a découvert qu'un échantillon qui aurait dû avoir une valeur de 5,2 mmol/L avait reçu une valeur se situant entre 5,0 et 5,4 dans 66 % des laboratoires sur lesquels portait l'enquête. Toutefois, 5 % des laboratoires auraient obtenu un résultat inférieur à 4,6 ou supérieur à 5,7 mmol/L.

On se sert du terme «précision» pour indiquer lamesure selon laquelle les résultats en laboratoire sont uniformes. Si un laboratoire effectue des tests à plusiers reprises sur un même échantillon, arrive-t-il aux mêmes résultats? Au cours d'une enquête effectuée en Ontario, la moitié des laboratoires obtenait un taux de précision de 3,9 %, ou mieux. Cela signifie évidemment qu'environ la moitié des laboratoires obtenait une précision moins acceptable.

Ce problème ne se retrouve pas qu'au Canada; une enquête américaine portant sur 5 000 laboratoires a montré que 47 % d'entre eux obtenaient des résultats qui s'écartaient de plus de 5 % des valeurs réelles de cholestérol. Les valeurs de 16 % des laboratoires s'écartaient de 10 % de la valeur réelle (en plus ou en moins), et 8 % d'entre eux – environ 400 laboratoires – obtenaient des valeurs qui s'écartaient de 15 % de la valeur réelle.

Par conséquent, il n'est pas étonnant que le conseil du Congrès du consensus canadien ait recommandé qu'on accroisse le nombre de laboratoires qui effectuent des épreuves lipidiques de façon à satisfaire à une demande accrue, et que ces laboratoires soient améliorés pour assurer des résultats à la fois exacts et précis.

À l'heure actuelle, vous ne pouvez pas faire grand chose à ce sujet, à moins d'être un activiste disposé à scruter les laboratoires pour en connaître la précision et l'exactitude jusqu'à ce que vous en découvriez un dont le taux d'erreur est inférieur à 5 % pour chacun des résultats ou, mieux encore, inférieur à 3 % pour les deux résultats. Ces laboratoires sont financés à même nos dollars d'impôt, durement gagnés, mais il est rare qu'un contribuable signale un problème à ce titre à son ministre provincial de la santé.

Une façon de contourner le problème consiste à faire effectuer deux ensembles de tests, à environ un mois d'intervalle, de façon à ce que l'on puisse établir une moyenne des résultats. Si les deux résultats obtenus sont très différents, votre médecin pourrait vouloir les répéter.

La meilleure approche en ce qui concerne les tests sanguins

Pour que vos tests reflètent votre lipémie habituelle, vous ne devriez pas modifier votre mode de vie au cours des jours qui précèdent le prélèvement d'un échantillon sanguin. Conservez la même alimentation et le même nombre d'heures de sommeil. Faites de l'exercice comme à l'habitude. N'entreprenez pas une diète afin de perdre (ou de prendre) du poids. Ne changez rien à vos habitudes de tabagisme.

Toutefois, vous ne devez pas faire d'exercice immédiatement

avant un prélèvement de sang, et vous devez avoir jeûné toute la nuit. (Il n'est pas nécessaire de jeûner avant un test visant à mesurer uniquement le cholestérol total.) Même si vous ne devez rien modifier à votre consommation d'alcool, vous ne devez boire ni alcool ni café lorsque vous commencez votre nuit de jeûne d'une durée de dix ou douze heures. (Vous ne pouvez boire que de l'eau.) Si votre médecin est d'accord, cessez de prendre vos médicaments. Ces derniers pourraient fausser les résultats de votre test, mais seul votre médecin peut déterminer si c'est le cas.

Essayez de vous asseoir et de relaxer durant les quinze minutes qui précèdent le test. Remettez ce dernier si vous ne vous vous sentez pas bien, pour quelque raison que ce soit. Si la vue du sang vous bouleverse, demandez à vous allonger durant le prélève-ment. Si vous êtes pointilleux sur la procédure, demandez au technicien de relâcher le garrot une fois qu'il aura inséré l'aiguille dans votre veine; le garrot doit être relâché lorsque le sang commence à couler.

De nombreux facteurs peuvent influer sur le cholestérol sanguin et sur d'autres mesures des lipoprotéines – l'heure à la-quelle le prélèvement est fait, la saison, le fait que vous soyez assis, debout ou couché au moment du prélèvement, la durée pendant laquelle le garrot est sur votre bras et le moment où on le relâche. Dans les meilleurs des cas, il peut y avoir une variation de 5 ou 10 % d'un jour à l'autre.

Mais si le laboratoire choisi pour analyser votre test est compétent, les risques que les résultats ne soient pas représen-tatifs seront inférieurs à 5 %. Donc, ajoutez 5 % à la valeur obtenue(par exemple, 4,2 mmol/L x 0,05 = 0,21 + 4,2 = 4,41). Si vos résultats s'inscrivent encore dans les normes acceptables suggérées par le Congrès du consensus canadien sur le cholestérol pour les personnes de votre âge, vous pouvez selon toute probabilité considérer que votre profil lipidique est normal. Pour une plus grande prudence encore, ajoutez 10 % à vos résultats et faites la même comparaison.

À quelle fréquence les tests devraient-ils être effectués?

Les personnes dont les résultats sont acceptables devraient faire répéter leurs tests après un certain temps. Si vous ne présentez aucun facteur de risque de maladie coronarienne (voir chapitre 4), un test tous les cinq ans devrait suffire. Si vous présentez effectivement des facteurs de risque, en particulier des antécédents familiaux d'affections cardiaques, vous devriez faire effectuer les tests plus souvent.

Si les valeurs que vous obtenez sont supérieures à celles suggérées par le conseil du Congrès, votre médecin et vous devrez décider la fréquence à laquelle les tests doivent être répétés. En général, on effectue un deuxième test quatre semaines après le premier. N'essayez pas d'influer sur vos résultats en adoptant, par exemple, une diète très pauvre en cholestérol dans l'intervalle. En dernière analyse, vous ne feriez que vous leurrer.

Le dépistage chez les personnes âgées de moins de 18 ans

Selon de nombreux médecins, on devrait effectuer un profil lipidique complet chez toutes les personnes âgées de moins de 18 ans en présence des facteurs suivants :

- antécédents familiaux d'affections coronariennes (par exemple, une crise cardiaque avant l'âge de 55 ans chez un parent, un grand-parent, une tante, un oncle, un frère ou une soeur);
- des antécédents familiaux de problèmes liés au cholestérol ou aux lipides;
- des antécédents personnels d'athérosclérose.

Vous devrez, en compagnie de votre médecin, décider de l'âge auquel le premier test devrait être effectué en vous fondant sur vos antécédents familiaux. Certaines personnes jeunes présentent des concentrations élevées de cholestérol attribuables à des facteurs génétiques; en effet, des enfants souffrant de certaines affections héréditaires très rares sont décédés de crise cardiaque avant l'âge de deux ans.

Du fait que les tests sont assujettis aux régimes provinciaux d'assurance-maladie, la plupart des médecins pencheront en faveur de la prudence et les prescriront. Si votre famille a des antécédents susceptibles de donner lieu à un problème héréditaire, vous pourriez consulter un pédiatre qui possède des connaissances spéciales sur les affections cardiaques.

Il est difficile de déterminer les concentrations de cholestérol «normales» pour les enfants, particulièrement pour ceux qui sont jeunes. Nous ne connaissons pas réellement les limites des valeurs «normales». Devrions-nous considérer comme anormaux les résultats qui se situent dans la tranche supérieure de 25 %, ou seulement ceux qui se situent dans la tranche supérieure de 10 ou de 5 %?

En l'absence d'antécédents familiaux d'affections cardiaques, on peut envisager de faire subir un premier test à l'enfant entre son dixième et son seizième anniversaires de naissance. Nous savons que le signe précurseur de l'athérosclérose, les «stries lipidiques» (athéromes), est souvent présent chez les nourrissons et chez les jeunes enfants. Certains affirment qu'on peut remarquer des stries lipidiques dans l'aorte de certains enfants à l'âge de trois ans, mais que ces stries ne se retrouvent pas dans les artères coronaires avant l'âge de dix ans environ.

Les plaques athéroscléreuses ne commenceront pas à se former sur ces stries lipidiques avant l'âge de 20 ans, pour la plupart d'entre nous. La production d'hormones sexuelles coïncide peut-être avec ces modifications des stries lipidiques, qui peuvent mener à des problèmes; ou encore, peut-être les hormones sexuelles influent-elles sur les concentrations lipidiques.

Pour toutes ces raisons, il semble raisonnable de recommander un test simple après la puberté chez les enfants qui n'éprouvent pas de problèmes de santé et qui ne présentent pas d'antécédents familiaux marqués d'affections cardiaques.

Résumé

1. On devrait établir en priorité un «éventail complet» de tests liés au cholestérol chez les diabétiques, les hypertendus, les obèses ou chez les personnes qui souffrent d'insuffisance rénale ainsi que chez ceux qui souffrent d'une affection cardiaque reconnue ou qui possèdent des antécédents familiaux marqués d'affections cardiaques.
2. Le Congrès du consensus canadien sur le cholestérol a recommandé des valeurs acceptables en ce qui concerne les concentrations de cholestérol tant chez l'homme que chez la femme.
3. Vous ne devriez pas modifier vos habitudes avant de subir un test du cholestérol.
4. Le test devrait être effectué de nouveau si vos résultats indiquent que vos concentrations de cholestérol sont supérieures à celles qui sont recommandées.
5. Vous et votre médecin devriez établir l'utilité de procéder à un test chez un membre de la famille âgé de moins de 18 ans.

4

Facteurs de risque de maladies coronariennes

Dans un monde aussi complexe que le nôtre, il serait naïf de penser que des événements isolés sont seuls responsables de miracles ou de catastrophes. Les choses se passent rarement de cette façon. Très peu de ce qui nous arrive dépend d'un événement unique, isolé. En général, pour qu'il nous arrive quelque chose de bon, nous devons être au bon endroit, au bon moment, bien préparés et faire en sorte que la fortune nous sourie.

Lorsque nous parlons de médecine, il convient généralement d'éviter des termes absolus comme «toujours» et «jamais». Cela est particulièrement sage dans le cas des facteurs de risque, c'est-à-dire des circonstances qui peuvent accroître nos risques de contracter une maladie particulière.

Lorsque les rédacteurs médicaux expriment une opinion sur ce fait, ils utilisent en partie des statistiques colligées par d'autres personnes au cours d'études et d'enquêtes scientifiques. Même si la planification et la réalisation de ces études les mettent à l'abri des critiques, les meilleurs résultats qu'on peut tirer des chiffres se trouvent sous forme de banques de données grâce auxquelles on peut calculer des facteurs de risque. En d'autres termes, les statistiques constituent des probabilités, non des garanties. Toutefois, selon la manière dont elles ont été établies, elles sont un meilleur guide sur les mesures à prendre que si l'on devinait ce qu'il faut faire ou que l'on consultait une boule de cristal (à moins, bien sûr, que vous ne soyez spécialiste en art divinatoire).

Il n'y a que très très peu d'études «importantes» qui n'aient pas été critiquées pour une raison ou pour une autre. Ou bien les questions étaient mal posées, ou bien la méthode utilisée au cours de l'étude présentait des lacunes. Dans certains cas, les résultats n'étaient pas calculés correctement. Les conclusions pouvaient n'être pas conformes aux constatations réelles. Et lorsque ces critiques faisaient surface, un certain groupe entrait en scène pour les contrer, et un autre, pour les appuyer. Tout cela fait en sorte que ceux qui ne connaissent rien en statistique et qui ne sont pas des experts en recherche demeurent dans l'expectative quant aux conclusions éventuelles.

Cela dit, il est donc tout à fait évident qu'il est difficile, voire impossible, de prédire avec certitude qui contractera une maladie particulière et qui ne le fera pas. Bien sûr, il arrive quelquefois que nous soyons plutôt certains. Par exemple, si un homme s'enferme dans un garage après avoir fermé portes et fenêtres, et que le moteur d'une voiture tourne, on peut presque à coup sûr prédire que le monoxyde de carbone l'empoisonnera.

Pourtant, le moteur de la voiture pourrait caler. Le véhicule pourrait manquer d'essence. Ou, peut-être, un passant pourrait décider d'ouvrir la porte du garage. Tout cela prouve que l'on peut rarement, voire jamais, être sûr de quelque résultat que ce soit.

Le cholestérol n'est qu'un seul facteur de risque

D'un point de vue purement pratique, si nous voulons être honnête avec nous-même, nous devons admettre qu'une maladie aussi complexe que l'athérosclérose peut être causée par une chose simple. Les personnes qui subissent des crises cardiaques, particulièrement avant d'atteindre l'âge de 55 ans, présentent souvent plus de facteurs déclenchants qu'une simple concentration élevée de cholestérol ou un déséquilibre lipidique. Et le bon sens nous dit que l'analyse des facteurs de risque, si scientifique soit-elle, se fait à l'aide de probabilités et non pas de certitudes.

Une personne peut présenter un risque extrêmement élevé de contracter une maladie donnée, puis mourir d'une cause totalement étrangère; une autre personne, exposée à pratiquement aucun facteur de risque, peut décéder d'une crise cardiaque à un très jeune âge.

Cela dit, allons au delà du risque indéniable que présente l'hypercholestérolémie, et penchons-nous sur les autres facteurs de risque connus ou soupçonnés de l'athérosclérose. Ce sont les suivants :

- Tabagisme
- Hypertension
- Antécédents familiaux d'affections cardiaques
- Diabète
- Obésité
- Manque d'activité physique
- Consommation excessive d'alcool
- Le fait d'être de sexe masculin
- Personnalité de type A
- Stress

Parmi ces facteurs de risque additionnels, les plus importants sont le tabagisme, l'hypertension artérielle, les antécédents familiaux d'affections cardiaques et le diabète. La plupart des facteurs de risque de cette liste, toutefois, peuvent être facilement modifiés, dans la mesure où vous *désirez* le faire. Cela signifie que chez nombre de personnes - et peut-être chez la plupart - on *peut prévenir ou retarder* les affections cardiaques et une athérosclérose marquée.

Examinons en détail trois de ces facteurs de risque connus et soupçonnés.

Tabagisme

On pourrait dire qu'au plan statistique, chaque cigarette fumée réduit la vie de 5,5 minutes. Pour nombre de personnes dépendantes de la nicotine, cela se traduit par une espérance de vie réduite de 10 ans. Certains chercheurs éminents ont avancé que la cigarette est responsable de 30 à 40 % de tous les décès dus à des affections coronariennes. Mais nous n'avons nul besoin de réunir des statistiques sur ce point - n'importe quel cardiologue vous affirmera que la plupart des lits des unités de soins intensifs en cardiologie sont occupés par des fumeurs.

La fumée de tabac accroît l'agrégation des plaquettes sanguines, qui sont de petites cellules du sang qui peuvent se coller ensemble pour former des caillots . La fumée de tabac rend donc essentiellement le sang plus susceptible de former des caillots. Et la présence de caillots dans les artères peut amener les tissus irrigués par ces artères à manquer d'oxygène. Ils ne peuvent tout simplement obtenir assez d'oxygène, ce qui cause de la douleur, des dommages tissulaires et, parfois, la mort. En termes plus pratiques, nous appelons ces manifestations accidents cérébro-vasculaires et crises cardiaques.

Cette propriété de la fumée du tabac d'accroître la possibilité de caillots n'est qu'une seule manière avec laquelle cette substance cause des crises cardiaques. La fumée accélère le rythme cardiaque, élève la tension artérielle, et accroît la vulnérabilité du muscle cardiaque aux arythmies, qui sont des anomalies du rythme des battements cardiaques.

Chacun de nous, de temps à autre, est touché par des arythmies transitoires ou passagères. Elles sont souvent appelées «palpitations» ou «battements ratés». Les professionnels de la santé les appellent EV ou extrasystoles ventriculaires. Vous pouvez les sentir dans votre poitrine sous forme d'un battement difficile de votre coeur qui semble vous étreindre ou vous alarmer. Le battement se produit un peu trop tôt, avant le moment où un battement normal aurait lieu.

Nous sommes susceptibles d'éprouver des EV lorsque nous fumons, consommons trop de caféine, sommes fatigués ou stressés et pour toutes sortes d'autres raisons. Si votre coeur ne présente pas d'autres anomalies, les EV occasionnelles sont peu susceptibles de représenter un danger pour vous. D'autres genres d'arythmies sont tout aussi inoffensives. En fait, le coeur de certaines personnes peut battre irrégulièrement durant des décennies sans qu'elles en souffrent.

Plus grand nombre de morts subites

Par ailleurs, certaines arythmies sont dangereuses. Certaines d'entre elles peuvent tuer en quelques minutes. Les fumeurs sont plus susceptibles de mourir de mort subite que les non-fumeurs, et une raison à cela serait que l'accroissement du rythme cardiaque, de la tension artérielle et de l'irritabilité du muscle cardiaque déclenchent des arythmies dangereuses. Tous ces phénomènes sont causés par le tabagisme.

L'empoisonnement au monoxyde de carbone peut contribuer à accroître la susceptibilité du coeur aux arythmies. Le monoxyde de carbone, formé par le tabac qui brûle, se lie à l'hémoglobine de notre sang lorsqu'on l'inhale. La fonction normale de l'hémoglobine consiste à se lier à l'oxygène dans les poumons, pour ensuite relâcher cet oxygène dans les autres tissus de l'organisme. Sans oxygène, les cellules de notre organisme suffoquent.

L'hémoglobine, on ne sait trop pourquoi, se lie au monoxyde de carbone plus facilement qu'à l'oxygène. Lorsqu'elle en devient saturée, nos cellules suffoquent parce que l'oxygène ne peut se rendre jusqu'à elle. Les fumeurs n'inhalent pas assez de monoxyde de carbone pour suffoquer eux-mêmes, mais un muscle cardiaque qui manque d'oxygène devient plus susceptible aux arythmies mortelles. Et cela pourrait expliquer ces morts subites.

Si vous êtes une femme et que vous prenez un contraceptif oral, vous êtes exposée à plus de risques de souffrir d'une complication cardiovasculaire comme la crise cardiaque et l'accident cérébro-vasculaire si vous fumez. Le risque s'accroît proportionnellement à l'âge et à la consommation de tabac.

Le tabac et vos artères

Les fumeurs sont susceptibles de présenter des concentrations plus basses de HDL protecteur et des concentrations plus élevées de LDL, qui favorise les affections coronariennes. Cela explique peut-être pourquoi leurs artères coronaires sont plus susceptibles de présenter une athérosclérose que celles des non-fumeurs.

L'aorte est la principale artère du corps. Allant du coeur à la région pelvienne, elle se divise ensuite en deux artères iliaques qui se prolongent dans les jambes pour les irriguer. Partant de l'aorte, des artères secondaires se chargent de distribuer le sang vers les bras, ainsi qu'au foie, aux intestins, aux reins et à d'autres organes. Les fumeurs sont beaucoup plus susceptibles de présenter une athérosclérose de l'aorte du fait qu'elle traverse l'abdomen. Par conséquent, ils sont plus susceptibles de souffrir d'un anévrisme de l'aorte.

L'anévrisme consiste en un affaiblissement de la paroi artérielle qui se gonfle sous la pression. Cet affaiblissement peut être localisé ou s'étendre tout au long de l'artère, ce qui pourrait amener une grande partie de la paroi à se gonfler et à se déchirer. Lorsqu'une artère importante comme l'aorte éclate, une hémorragie peut se produire et entraîner la mort en quelques secondes à peine. Lorsque la déchirure ne perce pas complètement l'artère, la mort peut être retardée de quelques heures, de quelques jours ou même de semaines entières.

Lorsqu'une déchirure aiguë de l'aorte se produit, elle commence généralement dans segment thoracique de l'artére. Les symptômes sont une douleur soudaine à l'avant ou à l'arrière de la poitrine, ou aux deux endroits, pouvant s'étendre à l'abdomen et aux hanches. Le traitement d'urgence consiste à ramener rapidement la tension artérielle à la normale et à effectuer une intervention chirurgicale.

Certains anévrismes de l'aorte abdominale sont découverts lorsqu'un médecin sent une masse pulsatile dans la partie inférieure de l'abdomen d'un malade au cours d'un examen médical périodique. Mais environ 30 % d'entre eux sont diagnostiqués lorsque le malade se plaint d'une douleur légère ou marquée au milieu de l'abdomen ou dans la partie inférieure de son corps. Un anévrisme abdominal qui se rompt produit généralement une grande douleur soudaine, accompagnée d'une masse pulsatile qui s'étend rapidement à l'abdomen et aux flancs. Si le saignement est rapide, la mort suit rapidement. Le seul traitement efficace est une intervention chirurgicale d'urgence.

Problèmes dans d'autres artères

Les artères les plus éloignées du coeur semblent également être très sensibles à la fumée de tabac, particulièrement les artères des jambes. La douleur commence lorsque l'athérosclérose a rétréci les artères à un tel point que les tissus musculaires des jambes et d'autres tissus n'ont plus suffisamment d'oxygène et de nutriments. Dans les premiers stades de la maladie, la douleur vient avec l'effort; avec le temps, les périodes où le malade peut marcher sans douleur deviennent de plus en plus courtes. À la longue, la douleur pourra même se produire lorsque les muscles sont au repos. Si la circulation sanguine est gravement touchée, les tissus peuvent «mourir» et devenir gangréneux.

La maladie de Buerger est une autre affection liée au tabagisme. En fait, la plupart de ceux qui la contractent sont de jeunes fumeurs de sexe masculin. Cette maladie se traduit par une inflammation et une coagulation du sang localisées dans les artères et les veines, en particulier celles des mains, des pieds, des doigts et des orteils. Si la maladie progresse jusqu'à ce que les artères qui transportent normalement le sang à ces parties de l'organisme soient bouchées par les caillots, les doigts et les orteils «meurent» à cause du manque de sang. La progression de la maladie peut être interrompue si le malade cesse de fumer, mais il est presque impossible pour nombre des personnes atteintes de cette maladie de renoncer au tabac. On doit donc leur amputer des doigts et des orteils. Certains malades mettent au point des appareils mécaniques pour tenir leur cigarette après que leurs doigts ont été amputés.

L'effet de la «fumée des autres»

La plupart d'entre nous savons que le tabac accroît chez les fumeurs les risques d'invalidité et de décès découlant d'une foule de maladies, y compris les affections chroniques des poumons, le cancer du poumon, de la bouche, des cordes vocales, de l'oeso- phage, de la vessie et du pancréas. Pourtant, il semble que peu d'entre nous savent que la fumée peut aussi avoir des répercus- sions graves chez les autres.

Environ 85 % de la pollution de l'air d'une pièce remplie de fumée provient de la fumée «intacte» provenant de la combustion de cigarette. Dans une pièce peu ventilée, les non-fumeurs peu- vent accumuler des concentrations sanguines significatives de monoxyde de carbone, si élevées qu'une personne souffrant d'angine peut commencer à ressentir de la douleur. Parmi d'autres réactions courantes, on retrouve l'irritation des yeux, les maux de tête, l'irritation nasale et la toux. La fumée de tabac aggrave les allergies et l'asthme, parfois à un degré élevé.

S'il se peut que nous ne nous préoccupions pas de nos com- pagnons nons adultes, nous devrions au moins penser aux jeunes. Des études ont montré que les enfants de parents fumeurs sont susceptibles de contracter une bronchite chronique, une pneu- monie et d'autres affections respiratoires liées à la présence de fumée. Le tirage («wheezing»), l'asthme – et les séjours à l'hôpital – sont plus fréquents chez les enfants de fumeurs. Les femmes qui fument durant leur grossesse soumettent leurs enfants à des risques significatifs de poids réduit à la naissance, en plus de s'exposer à des contractions et à un accouchement prématurés. Et parce que le monoxyde de carbone se lie à l'hémoglobine du nourrisson tout comme à celle de la mère, le nouveau-né est plus susceptible de subir toutes les conséquences associées à un manque transitoire d'oxygène à la naissance.

Les fumeurs qui présentent d'autres facteurs de risque importants, comme un cholestérol sanguin élevé, une tension artérielle élevée, du diabète ou des antécédents familiaux d'affections cardiaques sont exposés à un risque accru de crise cardiaque. Même si vous ne présentez aucun de ces facteurs, si vous êtes fumeur et que vous désirez vivre longtemps, le premier facteur de risque que vous devriez modifier est votre habitude de fumer. Cessez totalement. Votre médecin et l'Association pulmonaire peuvent vous aider à sauver votre propre vie.

Hypertension artérielle

La profession médicale donne à la pression sanguine élevée le nom d'«hypertension», mais le terme n'est pas clair pour certaines personnes peu au fait de la médecine. Elles pensent être «hyperactives» ou «tendues». Nous essaierons donc de l'éviter dans la mesure du possible.

Selon les chiffres qu'on choisit pour représenter la limite supérieure de la «normale», de 10 à 20 % environ de la population adulte obtient une lecture de la tension sanguine qui les place dans une catégorie à risque élevé de crise cardiaque, d'ACV, d'affections rénales et de cécité. En fait, même les hommes dont la tension sanguine se situe dans les limites supérieures de la normale présentent un risque nettement plus grand de crise cardiaque que les hommes dont la tension est inférieure. Il est donc probablement correct d'affirmer que tant et aussi longtemps que vous pourrez marcher et parler, plus votre tension sanguine sera basse, meilleure elle sera (à moins d'atteindre 0 sur 0, évidemment).

Lorsqu'on mesure la tension sanguine, on obtient deux chiffres. Le premier, le plus élevé des deux, est appelé mesure «systolique»; le deuxième, le plus bas, est appelé «diastolique». La mesure systolique représente la tension maximale dans votre artère et est enregistrée lorsque votre coeur se contracte au cours d'un battement. Entre les battements, lorsque votre coeur se repose, la tension tombe au niveau diastolique. Les mesures de la tension sanguine se font en millimètres de mercure, ou, en abrégé, mm de Hg.

Lorsque les personnes parlent de tension sanguine, elles utilisent des expressions comme : «sa tension est de 120 sur 80.». Lorsqu'ils veulent écrire vite, les médecins griffonnent «120/80». Cela signifie simplement que la tension systolique mesure 120 millimètres de mercure, et la tension diastolique, 80. Un résultat de 120/80 est très normal. Pratiquement personne n'a une tension de 122 sur 78 ou de 118 sur 82, parce que les médecins, les infirmières et les autres personnes formées pour prendre la tension sanguine ont tendance à arrondir les mesures et à placer au dernier chiffre un cinq ou un zéro.

Ce que les nombres signifient

Pour définir une tension «normale», en utilisant des nombres réels et non arrondis, nous commencerons par la tension diastolique. Une tension inférieure à 85 est normale. Une tension inférieure à 80 est encore meilleure que la normale. Vous devriez essayer d'arriver à ce chiffre. Si vous obtenez de 85 à 89, vous vous situez dans les limites supérieures de la normale. Même si vous présentez un risque plus élevé qu'une personne dont la tension est inférieure à 80, aucun médecin ne vous prescrira de médicaments. Ce moment-là, il en tient à vous de faire attention à ce que vous mangez et d'apporter d'autres modifications à votre mode de vie.

Un relevé de la tension diastolique se situant entre 90 et 104 vous classe dans la catégorie de l'hypertension légère. Certains médecins vous prescriront des médicaments à ce moment-là, d'autres ne le feront pas. Cela dépend de vos autres facteurs de risque, et du fait que votre médecin souscrit à la théorie selon laquelle le fait de prescrire des médicaments à des gens souffrant d'hypertension légère sauve des vies. Si vos résultats s'inscrivent dans ces limites, sachez que dans le cadre d'une étude importante, on a remarqué que 58,4 % du nombre total de décès associés à une haute tension sanguine se produisaient chez les personnes dont la tension diastolique se situait entre 90 et 104.

L'hypertension modérée est définie comme une tension diastolique se situant entre 105 et 114. Si votre tension se situe constamment dans ces limites, il n'y a pas de doute que vous avez un problème qui exige une intervention quelconque. Et si votre tension diastolique se situe au-dessus de 115, vous devriez faire l'objet d'un traitement intensif.

Parlons maintenant de tension systolique : il n'y a pas de problème si elle se situe à moins de 140, et que votre tension diastolique est inférieure à 90. Même si une tension de 120 sur 80 est excellente, la plupart des médecins ne vous prescriront pas de médicament si elle se situe à 140 sur 90. Toute personne dont la tension systolique se situe entre 140 et 159 est décrite comme présentant une hypertension systolique limite. Si la vôtre se situe au-dessus de 160, vous êtes hors limite et entrez dans la classification de l'hypertension systolique réelle.

À quelle fréquence devriez-vous faire vérifier votre tension?

Chaque adulte devrait faire vérifier sa tension sanguine périodiquement, au moins une fois par année, même les personnes en bonne santé. Cette mesure ne prend que quelques secondes. Si vous présentez des antécédents familiaux marqués d'hypertension, ou que votre tension se situe à la limite supérieure de la normale, vous devriez la faire vérifier plus souvent. Votre médecin vous aidera à déterminer la fréquence à laquelle vous devriez le faire.

La plupart des personnes dont la tension est élevée n'ont aucun symptôme. Bien que les maux de tête, les «bruits dans les oreilles», les étourdissements et d'autres symptômes se produisent aussi souvent chez les personnes dont la tension sanguine est normale, la croyance selon laquelle ce sont des symptômes de tension sanguine élevée peut être une bonne chose. Plus d'une personne présentant un de ces symptômes a insisté pour qu'on vérifie sa tension sanguine, et on a dû, au moins dans certains cas, déceler un problème qui n'avait pas été diagnostiqué auparavant.

Quant à la relation entre les saignements de nez et la tension sanguine élevée, elle n'existerait pas, si l'on en croit les livres de médecine. Cependant, toute personne qui a un saignement de nez assez grave pour la pousser à se rendre à l'urgence d'un hôpital est généralement assez anxieuse, et aura tendance à présenter à tout le moins une tension sanguine élevée à la limite supérieure de la normale. Mais le saignement de nez cause l'élévation de la tension, et non pas l'inverse; plus souvent qu'autrement, la tension reviendra à la normale lorsque le saignement s'arrêtera et que la personne se sera reposée quelques minutes.

La relaxation est très importante lorsqu'on doit prendre la tension sanguine. Cette dernière a tendance à s'élever chez beaucoup de personnes uniquement en raison de la présence d'un médecin ou d'une infirmière. On appelle ce phénomène «hypertension iatrogène». Alors, si votre tension a tendance à être élevée, demandez à vous asseoir et à vous reposer durant cinq minutes avant de la faire reprendre. Si votre tension est encore élevée (à moins qu'elle ne le soit extrêmement), vous devriez revenir au moins à deux reprises pour la faire vérifier. Alors seulement – et à condition que les moyennes des relevés se situent dans la zone élevée – un diagnostic d'hypertension pourra être posé.

Si votre tension sanguine est effectivement trop élevée

En premier lieu, votre médecin voudra s'assurer que vous faites bien partie des 90 % d'hypertendus qui souffrent d'hypertension essentielle. On l'appelle ainsi parce qu'on croyait que, à mesure que les personnes vieillissaient, il était essentiel que leur tension s'élève pour pousser le sang dans des artères durcies. De nos jours, nous appelons l'affection «hypertension essentielle» lorsqu'il n'y a aucune cause apparente.

Lorsqu'il y a une cause apparente, vous devriez être classé comme présentant une «hypertension secondaire». Elle pourrait être causée par diverses formes d'affections rénales, des problèmes glandulaires ou hormonaux, des maladies neurologiques, ou certains médicaments comme les contraceptifs oraux. Votre médecin écartera généralement ces causes en vous posant quelques questions et en vous prescrivant certains tests de sang et d'urine. Il pourra également vous prescrire une radiographie pulmonaire et un électrocardiogramme pour voir si la tension sanguine élevée a causé des dommages apparents au coeur.

Chez la majorité des personnes qui ont une hypertension essentielle, le fait d'être obèse, de consommer beaucoup de sel, de boire trop d'alcool (plus de 2 consommations par jour), et de souffrir de stress peut contribuer à l'apparition ou à l'aggravation de l'affection.

Un diagnostic d'hypertension doit être pris au sérieux, mais il faut tenir compte que très rares sont les personnes chez qui la tension sanguine ne peut revenir à des valeurs normales. Dans la mesure où vous suivrez les conseils de votre médecin, on pourra traiter efficacement votre tension sanguine élevée.

Malheureusement, nombre de malades ne suivent pas les conseils de leur médecin. Et nombre de professionnels de la santé ont de la difficulté à convaincre leurs malades qu'il est essentiel que leur tension sanguine soit ramenée à la normale. Il en résulte que pas moins de la moitié des personnes qui savent que leur tension sanguine est trop élevée ne font rien pour y remédier.

Beaucoup de malades ne veulent pas prendre de médicaments, affirmant qu'ils préfèrent plutôt perdre du poids, réduire leur consommation de sel et commencer à faire de l'exercice. Même si ces mesures peuvent certainement aider et qu'il est moins souhaitable de prendre une pilule, prendre une pilule est plus facile. Pendant que ces malades travaillent à acquérir de nouvelles habitudes, ils peuvent faire vérifier leur tension régulièrement (ils peuvent même la mesurer eux-mêmes à la maison) et, à mesure que les modifications apportées au mode de vie commencent à produire des résultats, on peut délaisser graduellement les médicaments – sous la supervision du médecin, évidemment. De cette manière, il est possible de ramener la tension à la normale beaucoup plus rapidement.

Certains autres malades ne manifestent réellement aucun intérêt à modifier leur façon de vivre. La plupart accepteront de prendre des médicaments si on les encourage – et qu'on les sensibilise aux bienfaits d'une modification de leur mode de vie.

Les soins que vous devriez recevoir

Peu importe dans quelle catégorie vous vous inscrivez, un médecin, une infirmière ou un pharmacien devrait prendre un peu de temps pour vous expliquer comment votre médicament agit, ses effets secondaires possibles, la surveillance que l'on exercera sur vos médicaments et sur les progrès de votre état de santé, et ce que l'on attend de vous, notamment au titre de la modification de votre mode de vie ou d'autres éléments. (L'impuissance est un effet secondaire possible du traitement; les hommes qui en souffrent devraient retourner voir leur médecin pour qu'il prescrive immédiatement un autre médicament.)

Si l'on vous donne simplement des pilules, et que l'on vous convoque rarement pour vérifier votre tension sanguine ou pour effectuer d'autres tests comme des tests sanguins périodiques, les soins que vous recevez sont loin d'être idéaux. Certains médicaments, comme les diurétiques (pilules pour uriner), peuvent se révéler dangereux si on renouvelle simplement la prescription mois après mois. Presque tous les médicaments utilisés pour traiter l'hypertension peuvent modifier les résultats d'un ou de plusieurs tests sanguins. Sans suivi, vous n'aurez réellement aucune idée de l'effet des pilules sur votre organisme.

Comme presque toutes les personnes exposées à des risques importants de maladie coronarienne, celles dont la tension sanguine est élevée doivent connaître leur concentration de cholestérol sanguin. Le fait de souffrir d'hypertension et d'hypercholestérolémie est pire que de souffrir uniquement de l'un ou de l'autre. Ajoutez le tabagisme et d'autres facteurs de risque, et les risques de décès prématuré deviennent énormes.

Certains diurétiques, bêta-bloquants et autres médicaments utilisés pour traiter la tension sanguine élevée peuvent produire des *élévations* du cholestérol sanguin. Mais certains des traitements non médicamenteux utilisés pour abaisser le taux de cholestérol peuvent réduire la tension sanguine – suivre une diète amaigrissante, faire de l'exercice régulièrement, adopter un régime à haute teneur en fibres et réduire la consommation d'alcool, par exemple.

Pour obtenir de plus amples informations sur l'hypertension artérielle, consultez la section santé ou médecine d'une librairie ou d'une bibliothèque pour obtenir un bon livre sur le sujet. Vous pouvez aussi écrire à la Fondation canadienne des maladies du coeur au 1, rue Nicholas, Bureau 1200, Ottawa (Ontario) K1N 7B7.

Antécédents d'affections cardiaques

Il n'y a aucun doute que les personnes qui ont des proches parents souffrant de maladie coronarienne présentent des risques plus élevés d'en souffrir aussi. Cela est dû en partie au fait que les autres facteurs de risque s'étendent souvent à toute la famille. Parmi ceux-là, notons la tension sanguine élevée, le diabète, des lipides sanguins élevés, l'obésité et la sensibilité à la fumée du tabac.

Il n'est pas toujours vrai que rien ne peut être fait pour contrer une tendance familiale à contracter une maladie. Certains des caractères génétiques qui nous sont transmis ne constituent seulement qu'un risque accru plutôt qu'une maladie réelle ou qu'une certitude. Si une personne qui hérite génétiquement d'une tendance aux concentrations de cholestérol élevées choisit de devenir végétarienne ou de vivre dans un pays où la consommation de graisses saturées est faible, sa prédisposition peut ne jamais dégénérer en un problème. Cela est également vrai pour le diabète de l'âge mûr (voir plus bas). Ce que la plupart des personnes reçoivent est une prédisposition génétique. Si elles maintiennent un poids idéal et mangent sainement, elles peuvent l'emporter sur leur gène.

Nous pouvons également nous voir transmettre une susceptibilité à une tension sanguine élevée causée par l'ingestion de sel. La consommation d'une quantité de sel trop basse pour affecter la tension sanguine d'autres personnes peut amener la nôtre à être très élevée. Mais le fait d'éviter le sodium peut très bien empêcher que cette prédisposition se manifeste par une tension sanguine élevée ou toute autre complication connexe.

Les médecins s'inquiètent généralement des antécédents familiaux des malades si leurs proches parents ont subi une crise cardiaque avant l'âge de 50 ans. Dans la plupart des familles, aucune anomalie particulière ni nettement définie ne semble se retrouver chez les parents qui ont subi une crise cardiaque; il est donc probable que les parents touchés aient hérité d'un certain nombre de gènes favorisant les crises cardiaques de plusieurs autres parents. C'est l'ensemble de tous ces gènes, ainsi que des facteurs environnementaux, comme la consommation de graisses saturées et le tabagisme, qui a mené à la crise cardiaque. Cela signifie qu'il est important de modifier *tous* les facteurs de risque. Il n'y a aucune manière de prédire quel facteur est le plus susceptible de causer l'affection cardiaque.

Il est beaucoup moins fréquent qu'un seul gène soit la cause d'affections cardiaques qui touchent toute une famille. On a découvert de nombreuses anomalies touchant un seul gène, dont la plupart ont trait à une lipémie élevée.

Autres facteurs de risque

Comme nous l'avons mentionné plus haut, le diabète est également un important facteur de risque de maladie coronarienne. Il y a deux genres de diabète. Le diabète de type I touche généralement les personnes plus jeunes, n'est pas transmissible génétiquement et exige en tout temps un traitement à l'insuline.

Le diabète de type II touche généralement les adultes, particulièrement les obèses, et est susceptible d'être transmis génétiquement. Bien qu'on puisse généralement le traiter à l'aide d'un médicament et d'un régime, on peut devoir recourir à l'insuline dans certains cas.

Les diabétiques présentent couramment des perturbations lipidiques. Parce que les diabétiques sont beaucoup plus sujets à l'athérosclérose, il est vital que leur problème lipidique soit traité.

Les symptômes du diabète classique sont une soif accrue, un appétit accru, une excrétion d'urine accrue et une perte de poids. Toutefois, certaines personnes souffrant de diabète de type II présentent peu de symptômes et peuvent même prendre du poids. Le diabète manifeste peut facilement être dépisté à l'aide d'un test d'urine ordinaire.

Vous trouverez de plus amples informations sur les autres facteurs de risque dans les chapitres suivants.

Résumé

À certains moments, il est très important de parler de traits personnels plutôt que de traits généraux. Si vous êtes une personne «en santé» et que vous présentez de multiples facteurs de risque, mais pas d'antécédent personnel ni familial marqué d'affections cardiaques et que vous désirez modifier le mieux possible votre mode de vie, voici quelques suggestions, par ordre d'importance.

1. Cessez de fumer. Plus que toute autre chose, le tabac accroît vos risques d'invalidité et de décès prématurés tout simplement parce qu'il contribue à un si grand nombre d'affections différentes.
2. Adoptez un régime alimentaire prudent. On possède de plus en plus de données valables qui indiquent que cette mesure (voir chapitre 6) préviendra non seulement l'apparition d'athérosclérose, mais également de certaines formes de cancer.

Supposons que vous ayez fait vérifier votre cholestérol et qu'il soit élevé, que vous fumiez, et que votre tension sanguine soit élevée. Si votre objectif est de prévenir une affection coronarienne ou de tout simplement continuer de vivre, vous devriez, dans l'ordre :

1. Cesser de fumer;
2. Abaisser votre tension artérielle; et
3. Abaisser votre taux de cholestérol.

Toutefois, si vous visez davantage à prévenir un ACV, vous devriez d'abord abaisser votre tension artérielle, puis réduire votre taux de cholestérol et cesser de fumer.

L'approche idéale consisterait évidemment à éliminer immédiatement les trois facteurs de risque. Mais les personnes dont le mode de vie est caractérisé par les mauvaises habitudes peuvent devoir les aborder un par un.

DEUXIÈME PARTIE

Traitement des facteurs de risque

5

Introduction au traitement

Si vous venez d'apprendre que vos lipides posent un problème, vous n'avez pas besoin d'être pris de panique. Personne n'a besoin d'un traitement d'urgence en raison d'un taux de cholestérol élevé. Mais cela ne veut pas dire que vous n'aurez pas besoin de traitement éventuellement.

La plupart des personnes présentant un taux de lipides sanguins élevé souffrent d'«hyperlipidémie essentielle». Vous ne trouverez ce terme dans aucun manuel. L'auteur du présent livre l'a fabriqué, en le calquant sur le terme «hypertension essentielle». Souvenez-vous, les médecins ont déjà pensé qu'à mesure qu'une personne vieillissait, il était essentiel que sa pression sanguine s'élève pour assurer que le sang circule adéquatement dans les artères durcies et bouchées. Nous savons maintenant que la seule chose essentielle concernant la tension sanguine élevée, c'est qu'il faut la ramener dans les limites de la normale. Et n'oubliez pas que l'«hypertension secondaire» est causée par d'autres facteurs ou affections que nous pouvons identifier et traiter.

Comme dans le cas de la tension artérielle, nous avons modifié notre attitude concernant l'élévation des lipides sanguins, affection également connue sous le nom d'«hyperlipidémie». Même si des études avancent depuis au moins 30 ans qu'il existe une relation entre un taux de cholestérol élevé et des affections coronariennes, ce n'est que depuis peu que les médecins accordent autant d'attention à l'hyperlipidémie. Et même si nous disposons de données suffisantes pour appuyer cette relation, nombre de médecins continuent d'éviter de prescrire des tests réguliers des lipides sanguins.

Comme dans le cas de la tension artérielle, les limites supérieures que les médecins considèrent comme normales ont chuté. Auparavant, nous considérions comme anormale toute personne dont la tension ou le cholestérol était plus élevé que celui de 95 % de ses pairs. Nous savons maintenant que ces vieilles normes statistiques sont inexactes. En ce qui concerne la tension, environ 15 % de la population présentent un risque nettement plus élevé de crise cardiaque, d'ACV ou d'affections rénales. Lorsque nous parlons de cholestérol, cette valeur se situe entre 25 à 50 % de la population adulte, selon l'âge et d'autres facteurs.

Autre trait commun, certaines personnes présentent des taux de cholestérol élevés probablement pour la seule raison qu'elles ont hérité d'une prédisposition à l'hyperlipidémie. D'autres personnes, toutefois, souffrent d'autres affections qui sont la cause du problème, ou qui y contribuent. Parfois, si on peut maîtriser ces affections, le taux de cholestérol de ces personnes reviendra à la normale. Ces personnes souffrent donc d'hyperlipidémie secondaire.

Vous trouverez dans le Tableau 5.1 une liste de certaines causes d'hyperlipidémie secondaire. Puisque l'hyperlipidémie se caractérise par plus que la simple élévation du cholestérol sanguin, les causes d'élévation des triglycérides sanguins figurent également sur la liste.

Tableau 5.1 Certaines causes d'hyperlipidémie secondaire

L'hypercholestérolémie (cholestérol sanguin élevé) peut être causée par :

I. *Maladies*

Diabète
Hypothyroïdie (sécrétion trop faible d'hormones thyroïdiennes)
Syndrome néphrotique (problème rénal)
Maladie obstructive du foie
Myélome multiple ou dysglobulinémie (problème de la moelle osseuse et du sang)
Obésité

II. *Alimentation*

Consommation élevée de gras
Consommation élevée de cholestérol

III. *Médicaments*

Certains bêta-bloquants (contre l'hypertension, l'angine, etc.)
Certains diurétiques (pilules pour uriner)
Stéroïdes anabolisants (utilisés par certains athlètes)
Progestatifs (certains contraceptifs oraux)

L'hypertriglycéridémie (taux élevé de triglycérides sanguins) peut être causée par :

I. *Maladies*

Diabète
Affections rénales chroniques
Syndrome de Cushing
Obésité

II. *Alimentation*

Consommation élevée de gras
Consommation excessive d'alcool
Consommation excessive de sucre

III. *Médicaments*

Certains contraceptifs oraux
Oestrogènes
Grossesse (les concentrations élevées d'hormones agissent comme des «médicaments»)
Corticostéroïdes
Certains bêta-bloquants
Certains diurétiques

Vous aurez remarqué les deux mentions de l'alimentation en tant que cause. Des experts nous disent que l'alimentation de la majorité des Nord-américains est trop riche en gras total, en gras saturé, en cholestérol et en sucre. Il est donc logique que la plupart des personnes présentant des taux de lipides élevés peuvent abaisser, en modifiant leur alimentation (et en faisant plus d'exercice), leurs taux de cholestérol et de triglycérides jusqu'à ce qu'elles ne présentent plus de risque élevé d'affections cardiaques. On trouvera des informations sur ces modifications du mode de vie dans les chapitres qui suivent.

Les personnes qui présentent des problèmes de santé comme l'hypothyroïdie peuvent ramener leur taux de cholestérol à la normale lorsqu'on traite l'affection sous-jacente. Ceux qui prennent un médicament qui peut élever leur taux de cholestérol devraient subir périodiquement des tests sanguins. Si leur taux de cholestérol grimpe effectivement, le médicament peut ne pas être absolument nécessaire, ou on peut leur prescrire d'autres médicaments dont l'effet est similaire, mais qui n'élèvent pas le taux de cholestérol. Dans la plupart des cas, par exemple, il n'y aura pas de problème à remplacer un bêta-bloquant qui peut élever le taux de cholestérol par un autre qui ne le fait pas.

Quand un traitement médicamenteux est-il nécessaire?

Lorsqu'on a éliminé toutes les causes évidentes, certaines personnes présentent quand même, en dépit d'une diète très stricte, des taux dangereusement élevés de cholestérol et ou de triglycérides. Il se peut très bien que l'on doive leur prescrire un traitement médicamenteux. D'autres personnes ne voudront pas modifier leur mode de vie, et particulièrement ce qu'ils mangent, en dépit des conseils de leur médecin. Un médecin serait certainement très négligent s'il n'offrait pas à ses malades des médicaments pour abaisser les taux de cholestérol et de triglycérides, spécialement si ces malades sont d'âge moyen et que leur taux de cholestérol se situe au-dessus de 6,2 mmol/L.

Il est illogique de penser que les médicaments ne seront utiles que si les modifications du mode de vie sont infructueuses ou que les taux de cholestérol sanguin sont très élevés. Plusieurs études ont montré que, pour chaque réduction de 1 % du taux de cholestérol sanguin s'échelonnant sur quelques années, il y a une réduction de 2 % des affections cardiaques de nature athéroscléreuse. Il est donc sensé de recourir à toute méthode sûre pouvant permettre de réduire le taux de cholestérol.

Devez-vous être traité?

Il va sans dire qu'il faut établir un diagnostic précis avant d'instituer quelque traitement que ce soit chez une personne présentant une lipémie élevée. Il faut au minimum trois tests sanguins. Si le premier était fait dans le cadre d'un dépistage général et que vous n'aviez pas jeûné, on devrait procéder aux deux autres après une nuit de jeûne. Des échantillons de sang pris à jeun doivent servir à mesurer l'ensemble de vos lipides sanguins, et non seulement le cholestérol, afin de déterminer le type d'hyperlipoprotéinémie dont vous souffrez. Si l'on décompose ce mot, sa signification devient évidente : hyper = élevé; lipo fait allusion aux lipides ou aux graisses; les protéines transportent les lipides dans le sang; et le suffixe émie veut dire sang. Réunissez toutes ces parties, et vous obtenez «graisses sanguines élevées».

Si vous n'avez pas subi d'examen physique complet avant le premier test sanguin, vous devrez en subir un afin qu'on puisse écarter les causes secondaires de l'hyperlipoprotéinémie. Un de vos échantillons sanguins devrait également être réservé à cet effet. Les renseignements médicaux que vous fournissez au médecin devraient comprendre des antécédents familiaux détaillés pour qu'il puisse déterminer si une autre personne de votre famille immédiate a déjà eu des problèmes lipidiques ou a souffert d'affections cardiaques à un âge précoce.

Une fois toutes les analyses revenues du laboratoire et passées en revue avec votre médecin, vous devriez comprendre exactement la nature de votre problème lié aux lipoprotéines. Ce problème touche-t-il seulement le cholestérol ou affecte-t-il également les triglycérides? Quelle est votre concentration de HDL? Celle de vos LDL est-elle élevée? A-t-on éliminé toutes les causes secondaires?

Quelqu'un devrait revoir ensuite vos habitudes alimentaires. Idéalement, cette personne serait une nutritionniste professionnelle ou une diététiste. Malheureusement, cela peut ne pas être possible; leur disponibilité dépend de l'endroit où vous vivez ou des sommes que votre gouvernement provincial désire consacrer à ce domaine. Si vous désirez payer de votre poche, vous améliorerez vos chances de trouver en peu de temps quelqu'un qui soit compétent.

Vous pouvez également vous adresser aux hôpitaux locaux ou au représentant des services de santé de votre collectivité. Les deux sont susceptibles d'avoir à leur service des diététistes professionnelles. Si aucune n'est disponible, pensez à recourir à d'autres professionnels de la santé, comme des infirmières et des médecins – mais à condition qu'ils portent un intérêt particulier à la matière.

Une fois que vous l'aurez trouvé, votre conseiller devrait être disposé à vous expliquer les principes du traitement diététique. Il devrait prévoir du temps pour répondre à vos questions. Le conseiller doit être intéressé à ce que vous aimez et à ce que vous n'aimez pas, parce qu'il doit tenter d'adapter toute diète à vos goûts particuliers. Cela ne signifie pas que vous pourrez manger tout ce que vous voulez. Si vous faites de l'embonpoint, on vous imposera une diète réduite en calories.

L'*American Heart Association* recommande à quiconque veut maîtriser un problème lipidique de commencer avec une diète contenant 15 % de calories provenant de protéines, 55 % provenant de glucides et 30 %, de gras. Le cholestérol doit être limité à 300 mg par jour, et le rapport entre les graisses polyinsaturées et saturées doit s'établir à 1 : 1 (quantités égales de chacune).

Si ce régime ne fonctionne pas, on réduira à 25 % la proportion de calories provenant de graisses, tout en accroissant celle des glucides à 60 %. Le cholestérol alimentaire peut être réduit à des valeurs de 200 à 250 mg, et le rapport P/S, maintenu à 1 : 1. On appelle cette formule «régime de phase 2».

Comme les exercices d'aérobie réduisent le cholestérol total et accroissent le HDL, votre médecin devrait vous recommander un programme d'exercices que vous serez en mesure de suivre. On ne prescrira un traitement pharmacologique que si les modifications de l'alimentation et le programme d'exercices se révèlent inefficaces. Vous trouverez au chapitre 11 de plus amples informations sur ce genre de traitement.

Résumé

1. *Établissement du diagnostic.* Quel genre de problème lipidique présentez-vous? S'agit-il d'une hyperlipidèmie secondaire?
2. *Alimentation.* Passez en revue votre alimentation. Entreprenez un régime de Phase 1. Passez au régime de Phase 2, au besoin.
3. *Exercices.* Devraient faire partie du traitement pour tous les malades.
4. *Médicaments.* À moins que vos concentrations ne soient très élevées, on ne devrait pas vous prescrire de médicament avant d'avoir constaté que les modifications de l'alimentation et le programme d'exercices n'ont pas ramené vos concentrations de lipides à la normale.

6

Principes élémentaires de nutrition

Pâté de foie gras sur toast. Potage d'asperge. Salade de laitue et tomate avec vinaigrette au fromage bleu. Homard à la Newburg. Carottes miniatures au beurre. Pommes de terre au four avec beurre et crème sure. Deux verres de vin blanc. Gâteau au fromage garni de cerises. Café avec crème et sucre. Un doigt de brandy.

Ajoutez-y l'être cher, des chandelles, de la musique douce et savourez durant quelques heures. La suite peut très bien être laissée à votre imagination.

Si vous avalez le même repas en solitaire en seulement quelques minutes, tout en tournant les pages du journal du jour, ce repas provoquera certainement des brûlures d'estomac et aura peut-être des conséquences plus graves encore.

L'attitude face aux aliments est différente pour chaque personne. Pour le gourmet, les aliments sont sensuels et offrent arôme, saveur, texture et agrément visuel. Pour le goinfre solitaire, cela n'est qu'un moyen de se remplir l'estomac. Pour la personne déprimée ou stressée, la nourriture apporte souvent une sensation d'euphorie.

Toutefois, peu importe la personnalité ou la motivation du mangeur, les aliments, une fois qu'ils ont cessé d'exciter les papilles gustatives de la bouche, perdent tout aspect sentimental. Hélas, la constellation de sensations ressenties par la bouche devient rapidement un bol alimentaire devant être mastiqué, avalé, acidifié, comprimé, attaqué par des enzymes, traité avec des solutions alcalines, mélangé à la bile puis émulsifié, et finalement brisé en de nombreuses composantes moléculaires. Comme vous pourrez le constater en consultant le Tableau 6.1, un aliment aussi simple que l'oeuf est transformé en un fascinant complexe d'éléments chimiques. Certains de ces éléments seront absorbés dans l'organisme pour y être transformés et éventuellement éliminés; d'autres seront éliminés sans même avoir été absorbés. Au bout du compte, ils sont tous recyclés et retournent à la provision d'eau, d'air et de terre de Mère Nature. N'est-il pas honteux que la science ruine ainsi un moment romantique?

Tableau 6.1 Composition en nutriments d'un oeuf de poule entier

Mesures approximatives			*Minéraux (mg)*		*Vitamines*		
Eau	37,28	g	calcium	28	acide ascorbique	0	mg
énergie	79	cal	fer	1,04	thiamine	,440	mg
alimentaire	330	kj	magnésium	65	riboflavine	,150	mg
protéine	6,07	g	phosphate	90	niacine	0,031	mg
lipides totaux			potassium	65	acide panto-		
(graisses)	5,58	g	sodium	69	thénique	0,864	mg
glucides	0,60	g	zinc	0,72	vitamine B6	0,060	mg
fibres	0	g			folacine	32	µg
cendre	0,47	g			vitamine B12	,773	µg
					vitamine A	,78	E.R.

Lipides

Acides gras		Acides aminés (g)	
Saturés (g)			
4:0	-	Cholestérol 274 mg tryptophane	0,097
6:0	-	Phytostérols threonine	0,298
8:0	-	isoleucine	0,380
10:0	-	leucine	0,533
12:0	-	lysine	0,410
14:0	0,02	méthionine	0,196
16:0	1,23	cystine	0,145
18:0	0,43	phénylalanine	0,343
Total	1,67	tyrosine	0,253
Mono-insaturés (g)		valine	0,437
16:1	0,19	arginine	0,388
18:1	2,04	histidine	0,147
20:1	-	alanine	0,354
22:1	-	acide aspartique	0,602
Total	2,23	glutamique	0,773
Polyinsaturés (g)		glycine	0,202
18:2	0,62	proline	0,241
18:3	0,02	sérine	0,461
18:4	-		
20:4	0,05		
20:5	-		
22:5	-		
22:6	-		
Total	0,72		

Les calories sont de l'énergie alimentaire

Votre organisme est totalement dépourvu de sentiments. Pour votre tractus gastro-intestinal, la valeur d'un repas se mesure à son utilité. Prenez, par exemple, le repas que nous venons juste de décrire (si vous l'osez). Pour votre intestin, cette constellation de sensations n'est tout simplement qu'un carburant devant être brûlé à des fins énergétiques, un peu comme l'essence que vous mettez dans votre voiture. Le dîner dont il est question comptait environ 1 950 calories d'énergie alimentaire par personne. Cela correspond à peu près au total quotidien recommandé pour une femme d'âge, de taille et de poids moyens. Cela correspond à environ 70 % de l'énergie requise en 24 heures par un homme d'âge moyen ordinaire. Mais les gens ne manquent pas d'essence comme le ferait une automobile.

Lorsque vous y pensez, ce repas n'était pas si terrible au plan de l'énergie alimentaire. Dans la mesure où notre femme moyenne n'a pas mangé autre chose ce jour-là, sa consommation en calories et sa dépense d'énergie auraient été équilibrées. Elle n'aurait ni perdu ni pris de poids. Par contre, notre sujet masculin aurait pu avaler 750 calories de plus pour satisfaire à ses exigences énergétiques. Si ce repas avait été son seul repas de la journée, il lui aurait manqué environ un hamburger double avec fromage pour cette journée-là. Contrairement à l'automobile, il ne serait pas tombé en panne en raison d'un déficit en carburant. L'être humain est mieux conçu qu'une automobile et possède des réserves d'énergie dans lesquelles il peut puiser durant les périodes de déficit énergétique.

Le vin et le brandy du dîner dont il est question ont fourni environ 250 calories. Les 1 700 calories restantes proviennent d'une combinaison de glucides, de gras et de protéines. Cela nous amène à un concept fondamental. Les calories nous fournissent de l'énergie alimentaire. L'alcool contient des calories et est donc une source d'énergie. Ceux qui excluraient l'alcool d'un exposé comme celui-ci sont simplement irréalistes. Dans le monde réel, nombre d'adultes consomment de l'alcool, souvent en trop grandes quantités. Même ceux qui déclarent ne jamais toucher à ce produit peuvent admettre qu'ils ajoutent de l'extrait de vanille à leur thé. Cet extrait contient environ 30 % d'alcool par volume. Qu'on le veuille ou non, l'alcool fournit une quantité variable de calories pour un nombre non négligeable de personnes. Au plan des nutriments, c'est très différent, et nous en parlerons sous peu.

Combien y a-t-il de calories dans un gramme?

Il y a quatre calories dans un gramme de protéines ou de glucides, neuf dans un gramme de gras, et sept dans un gramme d'alcool. Cela veut donc dire que si on considère la seule énergie, le gras en contient plus que l'alcool, à quantités égales. Et chaque gramme de ces deux produits contient plus d'énergie qu'un gramme de protéines ou de glucides. En d'autres termes, le carburant le plus efficace par rapport à son poids est, de loin, le gras, suivi de l'alcool, puis des glucides et des protéines. (Si vous avez de la difficulté à vous imaginer ce qu'un gramme représente, sachez qu'un millilitre d'eau pèse un gramme, et qu'il y a environ 5 millilitres d'eau dans une cuillerée à thé.)

La majeure partie des protéines de notre plantureux festin se retrouvait dans le homard. La plus grande partie des graisses provenait de la vinaigrette au fromage bleu et du gâteau au fromage. Les pommes de terre et le gâteau au fromage étaient les deux plus importantes sources de glucides. Pourquoi la crème du café, le beurre et la crème sure servis avec les légumes ne constituaient-ils pas des sources importantes de gras? C'est simple : notre couple n'en a pas consommé beaucoup. Deux cuillerées à thé de beurre contiennent huit grammes de gras, une quantité égale de crème à café à 18 %, deux grammes de gras, et une cuillerée à table de crème sure, deux grammes.

Il est important de réaliser qu'il n'y a rien de fondamentalement mauvais dans des aliments à haute teneur en gras comme le beurre et la crème. Consommés en petites quantités et équilibrés avec d'autres aliments, ils ne présenteront probablement pas d'effets significatifs. Mais, lorsqu'ils sont consommés en quantités excessives, ils ne constituent pas des aliments de bonne qualité. Même si vous pouvez en tirer beaucoup d'énergie au gramme, ils sont comparables à l'alcool, en ce sens qu'ils offrent peu d'éléments nutritifs.

L'importance de l'équilibre

Des nutriments semblables à tous ceux énumérés dans le Tableau 6.1 peuvent être convertis en énergie, peuvent devenir autant de «matériaux» pour notre organisme ou participer à l'entretien et aux réparations de ce dernier. Nous pouvons produire certains nutriments à partir d'autres nutriments, bien qu'il y en ait certains dont notre organisme a besoin et qu'il ne peut fabriquer. Appelés «nutriments essentiels», ils comprennent la plupart des vitamines, des minéraux ainsi que les acides gras essentiels.

Une personne mal nourrie ne jouit pas d'une consommation èquilibrée des nutriments qu'elle consomme. Même si son poids corporel est normal, une personne peut manger trop ou pas assez de certains nutriments. Notre repas de rêve ne contenait que peu de nutriments, et une quantité insuffisante de ceux que nous devrions absorber en une journée. Notre couple n'absorbait que des minéraux et des oligo-éléments comme le calcium, le fer, le phosphore et le cuivre, ainsi que certaines vitamines comme l'acide ascorbique (vitamine C) et la vitamine A.

Si notre femme d'âge moyen avait tiré ses calories de la journée entière de ce seul repas, son organisme aurait manqué de certains nutriments. Et même si notre homme d'âge moyen avait ajouté un hamburger double avec fromage à ce repas, il aurait encore été déficitaire au plan nutritionnel. En d'autres termes, la valeur des aliments ne se mesure pas qu'aux calories. Il nous faut également nous alimenter de façon équilibrée.

Tout d'abord, personne n'a besoin du vin ni du brandy, même si leurs composantes non alcoolisées contiennent des traces de nutriments. Considérons donc l'alcool comme 237 calories inutiles, malgré le plaisir qu'il peut nous procurer. On peut appeler ces calories des «calories vides». Cela nous laisse environ un peu plus de 1 750 calories provenant des aliments. Les protéines y contribuent pour environ 12 %, les glucides, pour 33 %, et les graisses, pour 55 %.

Nous voici en face d'un autre problème : les rapports entre ces éléments ne sont pas adéquats. Le Congrès du consensus canadien sur le cholestérol a recommandé les lignes directrices alimentaires suivantes pour les personnes dont les taux de cholestérol et de lipides sanguins sont élevés :

Protéines	De 10 à 15 % du total quotidien de calories
Glucides	De 55 à 60 % du total quotidien de calories
Graisses	30 % ou moins des calories totales quotidiennes

D'autres experts ont formulé des recommandations particulières pour la population générale : protéines, 12 %; glucides, 58 %; graisses, 30 %. Quelle que soit l'échelle qu'on considère, notre repas est un peu excessif en ce qui concerne les protéines, contient trop peu de glucides et beaucoup trop de gras. Malheureusement, c'est le cas de trop de repas dans le monde occidental. En fait, notre consommation de protéines est généralement plus proche de 25 ou de 30 %.

Quelle quantité de cholestérol?

Nous pouvons décomposer le repas de façon encore plus précise.

Par exemple, il contenait 38 grammes de graisses saturées et douze grammes de graisses insaturées. Le cholestérol total s'établissait à 635 milligrammes. Plus nous analysons ce repas, pire il apparaît! Certaines suggestions ont été formulées, selon lesquelles nous devrions essayer de réduire notre consommation de graisses saturées et accroître celle de graisses polyinsaturées. Et les hommes ne devraient pas consommer plus de 300 milligrammes par jour de cholestérol, en moyenne. En ce qui concerne les femmes, certaines autorités suggèrent une consommation maximale de 275 mg. Ainsi, aux plans des graisses et du cholestérol, notre dîner romantique est un désastre.

En ce qui concerne les vitamines et les minéraux, s'il s'agissait du seul repas de la journée pour une femme moyenne, elle présenterait des carences en calcium, en fer, en thiamine et en riboflavine, entre autres nutriments. S'il s'agissait simplement d'un repas inhabituel, peu équilibré, elle pourrait compenser ce déficit nutritionnel le lendemain. Mais si elle devait manger ainsi tout le temps, elle pourrait très bien avoir besoin de suppléments en vitamines et en minéraux, ainsi que d'un médicament pour réduire son taux de cholestérol sanguin. Notre homme moyen empirerait encore la situation, au plan du cholestérol, s'il devait manger son hamburger double avec fromage.

Croyez-le ou non, nous venons tout juste d'aborder un grand nombre des points fondamentaux de la nutrition. Une alimentation équilibrée en est une qui contient un certain nombre d'aliments différents qui se complètent, de façon à ce que votre consommation d'aliments journalière vous apporte une quantité adéquate de tous les nutriments dont votre organisme a besoin. Une telle façon de vous alimenter vous apportera la quantité nécessaire de calories riches en énergie, un rapport moyen adéquat entre les protéines, les glucides et les graisses, ainsi que la quantité nécessaire de vitamines, de minéraux et d'oligo-éléments. On qualifie cette alimentation de «prudente».

Les nutriments dont votre organisme a besoin

Parce que c'est l'une des préoccupations du gouvernement fédéral, Santé et Bien-être social Canada a publié la brochure *Consommation recommandée de nutriments pour les Canadiens*, qui est une longue liste des quantités de protéines, de vitamines et de minéraux dont nous avons besoin chaque jour. Établis en fonction de l'âge, du sexe, du poids et de la taille, les chiffres relatifs à la CRN sont établis par un comité d'experts, mais ne doivent pas nécessairement être pris à la lettre. Ils permettent une certaine souplesse, de façon à ce que chaque personne qui consomme approximativement les quantités recommandées soit en bonne santé.

Après tout, il est logique que les exigences en matière de nutrition diffèrent d'une personne à l'autre. Nous passons notre temps à des endroits différents et possédons des degrés différents d'activité. Même les besoins d'un ronfleur peuvent être différents de ceux d'une personne qui respire par le nez, car la perte en eau du ronfleur sera différente du fait qu'il respire par la bouche.

Les tableaux de CRN divisent les vitamines en deux catégories : les vitamines solubles dans les graisses (liposolubles) et celles solubles dans l'eau (hydrosolubles). Les vitamines liposolubles, c'est-à-dire les vitamines A, D, E et K, sont entreposées dans notre organisme pour une longue période; une consommation trop élevée de ces vitamines pourrait donc se révéler dangereuse. Les vitamines hydrosolubles sont rapidement excrétées.

Les listes relatives à la CRN sont en cours de révision et devraient être disponibles à la fin de l'année 1989. Toutefois, le gouvernement fédéral a également publié un guide très utile de 32 pages, intitulé *Valeur nutritive de quelques aliments usuels*. Il contient des analyses de plus de 700 aliments canadiens (notamment aux titres des calories et du contenu en graisses, en cholestérol et en fibres) et est disponible pour la somme de 2,95 $ au Centre de publication du gouvernement canadien, Approvisionnements et Services Canada, Ottawa (Ontario), K1A 0S9, ainsi que partout où l'on vend des publications gouvernementales.

Lignes directrices concernant une alimentation équilibrée

Si vous désirez vous conformer à un guide pour bien vous alimenter, vous devriez vous tourner vers le *Guide alimentaire canadien*. Répartissant les aliments en quatre groupes fondamentaux, il vous donne des lignes directrices simples sur la manière d'obtenir les nutriments essentiels dont votre organisme a besoin chaque jour.

Lait et produits laitiers : Deux portions par jour, sous forme de boisson ou d'ingrédient (enfants âgés de deux à onze ans, deux à trois portions; adolescents, femmes enceintes ou qui allaitent, trois à quatre portions). Une portion s'établit comme suit :

> 1 tasse (250 mL) de lait à 2 %, écrémé ou entier, de babeurre, de lait en poudre reconstitué ou de lait évaporé
> 1 tasse (250 mL) de yogourt ou de fromage cottage
> 1 ½ oz (45 g) de fromage solide ou fondu

Viandes et substituts : 2 portions par jour. Une portion s'établit comme suit :

> De 2 à 3 oz (de 60 à 90 g) de viande maigre, de poisson, de volaille ou de foie, cuits
> 4 c. à table (60 mL) de beurre d'arachide
> 1 tasse (250 mL) de pois secs, de fèves ou de lentilles cuits
> ½ tasse (125 mL) de noix ou de graines
> 2 oz (60 g) de fromage cheddar, fondu ou cottage
> 2 oeufs

Fruits et légumes : quatre à cinq portions par jour, comprenant au moins deux légumes, dont l'un doit être jaune ou vert. Une portion s'établit comme suit :

> ½ tasse (125 mL) de légumes cuits ou crus ou de jus
> 1 pomme de terre, carotte, tomate, pêche, pomme, banane ou orange, de taille moyenne
> ½ tasse (125 mL) de fruits crus ou cuits ou de jus

Pains et céréales : de trois à cinq portions par jour. On recommande les produits de grains entiers; les produits enrichis sont acceptables. Une portion s'établit comme suit :

> 1 tranche de pain, 1 muffin ou un petit pain.
> de ½ à ¾ de tasse (de 125 à 175 mL) de riz cuit ou de pâtes
> de ½ à 1 tasse (125 à 250 mL) de céréales de petit déjeuner

Il est également important de boire de six à huit tasses de liquide chaque jour (eau, jus, lait, soupe, thé ou café décaféiné, fruit juteux).

Vous aurez remarqué, cependant, que le *Guide alimentaire* comprend certains aliments qui peuvent ne pas être le meilleur choix pour les personnes qui doivent surveiller leur consommation de graisses et de cholestérol – par exemple, les deux oeufs comme substituts à une portion de viande. C'est pour cette raison que nous avons conçu l'annexe II, qui vous indiquera lesquelles des portions suggérées contiennent le moins de gras. Choisissez les pois secs, les fèves et les lentilles (à faible teneur en gras *et* à haute teneur en fibres), les viandes les plus maigres et les fromages de lait écrémé, de façon à vous assurer que votre consommation quotidienne de graisses n'est pas excessive.

Évidemment, si vous êtes plus gros, plus petit ou plus ou moins actif que la personne moyenne, vous devrez peut-être rajuster les portions suggérées de façon à maintenir votre poids idéal. Si vous désirez de plus amples informations, Santé et Bien-être social Canada publie également *Le Guide alimentaire canadien* (56 pages, 3,95 $). Vous pouvez l'obtenir aux endroits mentionnés plus haut.

Résumé

1. Si vous n'équilibrez pas votre consommation de calories et votre dépense d'énergie, vous prendrez ou perdrez du poids.
2. Les rapports entre votre consommation de protéines, de glucides et de graisses devraient être conformes aux lignes directrices en matière d'alimentation.
3. Vous devriez également équilibrer votre alimentation de façon à obtenir tous les nutriments dont votre organisme a besoin.

7

Graisses alimentaires

Le chapitre 2 pourra vous en avoir appris beaucoup sur les graisses dans votre organisme; ce chapitre-ci portera plus particulièrement sur les graisses que vous consommez (peut-être en trop grande quantité) chaque jour. Après tout, la façon dont vous maîtrisez cette habitude particulière est susceptible d'influer sur votre profil lipidique.

Dans le chapitre précédent portant sur la nutrition, on a vu que le Comité du Congrès du consensus canadien sur le cholestérol a recommandé que notre consommation de gras soit égale ou inférieure à 30 % de notre apport calorique quotidien. De plus, le Comité a formulé une recommandation concernant les différents types de graisses que nous devrions consommer. Cette proportion de 30 % se divise comme suit :

- Pas plus de 10 % de l'apport quotidien en calories devrait provenir de graisses saturées (AGS).
- Au moins 10 % devraient provenir de graisses polyinsaturées (AGPI).
- Au moins 10 % devraient provenir de graisses mono-insaturées (AGMI).

Comme les graisses se calculent plus souvent en grammes qu'en calories, vous trouverez une table de conversion au Tableau 7.1. Par exemple, l'homme moyen âgé de 25 à 49 ans a besoin de 2 700 calories par jour, dont 810 devraient provenir de 90 grammes de gras. Mais il devrait prendre soin de diviser ces 90 grammes en tiers : pas plus de 30 grammes d'AGS et au moins 30 grammes chacun d'AGPI et d'AGMI. En d'autres termes, 30 grammes de gras sont équivalents à 10 % de son apport calorique.

Table 7.1 Calcul d'une consommation saine de gras

Âge	Besoins moyens en calories[1]	Maximum : 30 % de gras	Un tiers[2]
Femmes			
De 19 à 24 ans	2 100 par jour	70 grammes	23 gramme
de 25 à 49 ans	1 900	63	21
De 50 à 74 ans	1 800	60	20
Hommes			
De 19 à 24 ans	3 000 par jour	100 grammes	33 gramme
de 25 à 49 ans	2 700	90	30
de 50 à 74 ans	2 300	76	25

[1] Si vous connaissez votre consommation réelle de calories, calculez simplement 30 % de cette consommation, et divisez le chiffre par 9 (nombre de calories dans un gramme de gras). Par exemple, 1 500 calories multipliées par 0,30 = 450 / 9 = 50 grammes de gras.

[2] Quantité de graisses consommées, qu'elles soient saturées, mono-insaturées ou polyinsaturées = 10 % du total quotidien de calories.

Cela ne veut pas dire que l'homme moyen ne pourra plus jamais manger de viande rouge. Il n'y a rien de fondamentalement mauvais dans la viande rouge, ni dans le porc, l'agneau et la volaille. Il n'existe pas d'aliment qui soit absolument «mauvais»; il y a simplement des aliments qu'on ne devrait pas consommer en grandes quantités. Environ trois onces de surlonge grillée (88 grammes) représentent 188 calories, 9 grammes de gras, dont 4 grammes qui proviennent de graisses saturées, et 64 mg de cholestérol. (À ce titre, le livre *Valeur nutritive de quelques aliments usuels*, mentionné au chapitre précédent, se révèle très pratique.) Même si notre homme mange six onces de surlonge, il n'aura pas encore dépassé sa limite pour cette journée-là – à condition qu'il fasse attention aux autres aliments qu'il consomme.

Il est tout à fait illogique de refuser aux gens les choses qu'ils aiment. Un régime qui vous prive de vos aliments favoris ne fonctionnera probablement pas longtemps, sinon jamais. Il est beaucoup plus réaliste de reconnaître que certains aliments favoris ne se situent pas parmi les meilleurs choix disponibles au plan de la qualité nutritive. Vous serez donc plus susceptible d'en limiter votre consommation, en fonction de votre cholestérolémie et de votre état de santé général. Et si les aliments dont vous raffolez se retrouvent moins fréquemment dans votre assiette, vous pourriez les apprécier d'autant plus.

Laissons de côté le cholestérol pour l'instant, et rappelons-nous que tous les gras, qu'ils soient solides, cuits, liquides, qu'il s'agisse d'AGS, d'AGPI ou d'AGMI, contiennent 9 calories par gramme. Cela représente plus du double des 4 calories par gramme que les protéines et les glucides vous fournissent. Alors, aussi bien au profit de votre ligne que de votre coeur, nous vous présentons la liste suivante de stratégies pour réduire l'apport de gras.

Le remplacement du beurre

Une fraction de 80 % du poids du beurre est constituée de matières grasses provenant du lait; le reste comprend de l'eau, des solides du lait et, dans certains cas, du sel et du colorant. Une cuillerée à table (15 mL) de beurre contient environ 11 grammes de graisses, parmi lesquelles 7,2 grammes ou 65 % sont saturées. Le reste est constitué de graisses polyinsaturées; il y a également 31 mg de cholestérol. Cela fait beaucoup de graisses dans une cuillerée à table.

Mais soyons raisonnable. Le carré de beurre que l'on vous donne au restaurant en contient généralement 1 cuillerée à thé (5 mL). Il vous fournit 34 calories, parmi lesquelles 22,5 proviennent de graisses saturées. Si vous avez droit à 2 000 calories par jour et que 200 d'entre elles peuvent provenir de graisses saturées, vous pouvez encore vous permettre 177,5 calories provenant de graisses saturées après votre carré de beurre. Vous pourriez même envisager d'en prendre un second carré.

Si vous vous sentez coupables, commandez du poisson non frit, sans sauce, pour votre plat principal. Ou prenez du lait écrémé avec vos céréales le lendemain matin. Une tasse de lait écrémé contient seulement 0,3 gramme de graisses saturées, par rapport au 5,1 grammes contenus dans le lait entier. Lorsqu'on l'ajoute aux céréales, le goût n'est pas très différent. Et voilà, vous avez fait un remplacement. Le lait écrémé a réduit votre consommation d'AGS de 4,8 grammes, c'est-à-dire exactement le contenu de vos deux carrés de beurre.

Évidemment, nous avons rarement avec nous des graphiques, des tableaux, des calculatrices ou des programmes d'ordinateur qui puissent nous indiquer ces faits de façon si précise. Il nous est impossible de surveiller continuellement, jusque dans les moindres détails, les composantes de chaque chose que nous mangeons. Par contre, nous pouvons commencer à penser à des manières de réduire notre consommation de graisses et à faire des substitutions. Cela pourrait même devenir une seconde nature, une bonne habitude acquise presque sans effort.

Mais tout d'abord, nous devrons apprendre comment réduire notre consommation de graisses toutes les fois que c'est possible. Par exemple, on peut «allonger» le beurre en le fouettant, ou en lui ajoutant d'autres ingrédients. Dissoudre au bain-marie un quart de tasse de gélatine dans deux tasses de lait écrémé; ajouter une livre de beurre ramolli et bien mélanger. Voilà une nouvelle «tartinade» que seuls les inconditionnels du beurre ne pourraient approuver.

Et lorsque vous y pensez, le beurre n'est tout simplement pas nécessaire dans la plupart de ses usages traditionnels : on n'a pas à en mettre dans les sandwichs si la garniture est humide ou si l'on étend de la moutarde ou de la mayonnaise à faible teneur en gras sur le pain; les oeufs frits ou brouillés peuvent très bien s'étendre sur une rôtie sans beurre (qui, de toute façon, sera moins détrempée); le goût d'une rôtie sans beurre peut être excellent si l'on y étend de la confiture ou du miel. Lorsqu'on ajoute du jus de citron sur certains légumes, ils ont un goût nettement meilleur que si on y ajoutait du beurre; et vous trouverez un peu plus loin des suggestions de garnitures convenant à d'autres légumes.

En résumé, vous pourriez découvrir que le petit paquet de beurre que vous gardez au réfrigérateur pour vos invités et pour d'autres occasions spéciales dure longtemps.

Margarine

Le fait que la margarine soit un produit fabriqué qui contient généralement des huiles végétales pose un problème. Comme on l'a précisé au chapitre 2, les huiles doivent être au moins partiellement hydrogénées pour demeurer solides, ce qui crée des acides gras «trans» qui ne sont pas naturels. Il convient donc de choisir soigneusement votre margarine. Les margarines de marques Becel ainsi que Fleischmann's Sunflower et Light ont le contenu en huiles polyinsaturées le plus élevé et ne contiennent aucun acide gras «trans» artificiel. Certaines margarines dures ou en bâtons sont presque aussi grasses que le beurre, en plus d'être hydrogénées.

N'oubliez pas non plus que, comme le beurre, la margarine contient au moins 80 % de graisses. Même si elle contient une «bonne» graisse, elle ne contient pas moins decalories. Seules les margarines légères, de régime ou réduites en calories peuvent y arriver. Les fabricants en réduisent le contenu en calories de 50 % parce que la loi fédérale exige qu'elles ne contiennent pas plus de 40 % de gras. Toutefois, vous ne pouvez vous en servir pour la cuisine, et il peut être difficile de s'habituer à leur goût.

Graisses de cuisson et huiles à vinaigrette

Il est plus facile que vous pensez de réduire les graisses et les huiles dans la cuisson. Dans la plupart des cas, il est possible de réduire la quantité de beurre, de margarine ou d'huile, sinon de les éliminer entièrement. Il est vrai que les aliments n'auront pas tout à fait le même goût, mais ils peuvent être tout aussi appétissants.

On devrait faire les fritures dans une poêle à frire de bonne qualité, anti-adhérente. Utilisez une huile en vaporisateur, ou passez un essuie-tout imbibé d'huile sur la poêle plutôt que d'y verser une grande quantité d'huile. Il n'est pas recommandé de faire fondre du gras de viande pour graisser la poêle.

Essayez de faire sauter vos aliments dans un wok traditionnel. Les woks sont offerts en acier munis d'un revêtement anti-adhérent; vous pourrez en obtenir de formes différentes, selon que vous cuisinez à l'électricité ou au gaz. Vous seriez surpris de la quantité d'aliments que vous pouvez faire sauter sans huile. Vous pouvez utiliser à la place de la sauce soya, du consommé, du saké ou du vin blanc, mais attention à la teneur parfois élevée en sel de certains de ces produits.

Si vous cuisinez au four, essayez de réduire peu à peu le gras utilisé dans vos recettes; vous pourrez souvent le remplacer par d'autres ingrédients humides. Un bon livre de recettes pour diabétiques ou cardiaques vous aidera à faire des expériences à ce sujet.

Il est sage de choisir, dans la mesure du possible, des huiles végétales à constituant unique pour la cuisson et les salades, et d'éviter celles qui sont totalement hydrogénées. Le Tableau 7.2 énumère le choix qui s'offre à vous, par ordre de contenu en graisses polyinsaturées. N'oubliez pas que, peu importe sa nature, une cuillerée à table d'huile pèse environ 14 grammes et contient 126 calories. Comparez ces données à celles des liquides à faible teneur en gras que vous pouvez utiliser pour la cuisson ou les vinaigrettes : la sauce soya (9 calories par 15 mL), le vin blanc (10 calories), le jus de citron (4 calories) et le consommé (1 calorie).

Table 7.2 Types d'huiles par ordre de contenu en gras polyinsaturés

Huile	Pourcentage de			Caractéristiques
	AGPI	AGMI	AGS	
•Carthame•	75	12	9	Saveur instable en friture, mais peut être mélangée à l'huile de coton; certaines de ces huiles contiennent plus d'AGMI que d'AGPI.
Tournesol	66	20	10	Goût léger; les pourcentages d'AGPI peuvent aller de 35 à 76 %, selon la source, avec un pourcentage d'AGMI de 50 % dans le premier cas.
Mais	59	24	13	Goût plus prononcé; odeur et saveur caractéristiques.
Soya	59	23	14	Peut avoir une odeur ou un goût désagréable lorsqu'elle n'est pas hydrogénée ou qu'on l'utilise pour la friture.

Huile	Pourcentage de AGPI AGMI AGS			Caractéristiques
Huile de coton	52	18	26	Bonne huile tout usage, saveur prononcée, s'apparentant quelquefois aux noix.
Sésame	40	40	18	Goût prononcé, mais les concentrations égales d'AGPI et d'AGMI en font une huile saine.
Arachide	32	62	17	Goût prononcé; susceptible de se solidifier lorsqu'on la réfrigère; l'huile non hydrogénée peut être désodorisée, ce qui lui donne un goût fade.
Colza	32	62	6	Bonne huile à salade ou de cuisson; faite de graines de colza.
Olive	15	71	14	Excellente huile à salade ou de cuisson; la meilleure en ce qui a trait aux AGMI (voir section suivante).
Palme	10	38	52	Les fabricants prétendent que son contenu en AGMI compense pour son contenu élevé en AGS; jusqu'à ce qu'on dispose de plus amples données, faire preuve de prudence à l'achat de produits qui contiennent cette huile.
Huile de palmiste	2	10	80	Proportion d''AGS plus élevée que celle du beurre; à éviter.
Noix de coco	2	6	97	Proportion d'AGS beaucoup plus élevée que celle du beurre; à éviter.

Précisions sur l'huile d'olive

Parce que certaines données récentes nous portent à croire que les huiles mono-insaturées présentent des avantages particuliers pour notre alimentation, voici quelques précisions sur l'huile qui contient davantage d'AGMI que toute autre.

On a commencé à s'intéresser aux vertus de l'huile d'olive en raison de données qui portaient à croire que les Méditerranéens, et en particulier les Italiens et les Grecs, présentaient une incidence d'affections cardiaques inférieure à celle des Américains ou des Finlandais (qui consommentdavantage de gras saturés). Au début des années 80, certains rapports ont avancé que les acides gras mono-insaturés de l'huile d'olive lui conféraient des propriétés anti-athéroscléreuses.

Si cela vous a porté à vous intéresser à l'huile d'olive, vous aurez peut-être remarqué qu'on en retrouve différentes qualités au supermarché, et que leurs prix diffèrent. Les catégories ou qualités sont établies par le Conseil international de l'huile d'olive, auquel adhèrent 96 % des producteurs mondiaux de cette huile. Pour vous aider à faire votre choix, voici une liste de ces classifications.

- l'huile d'olive «vierge» peut être fabriquée seulement à l'aide de méthodes mécaniques ou physiques, ce qui veut normalement dire qu'on presse les olives.
- L'huile d'olive vierge «extra» doit être absolument parfaite au plan de la saveur et de l'odeur.
- L'huile vierge «fine» doit également avoir une odeur et une saveur parfaites, mais elle est légèrement plus acide.
- L'huile vierge «semi-fine» ou «ordinaire» doit présenter une bonne saveur et une bonne odeur, mais est également légèrement plus acide.
- On obtient l'huile d'olive «raffinée» en traitant les huiles d'olive vierges. Son odeur et son goût sont acceptables, et sa couleur est jaune pâle, comparativement à l'huile vierge, dont la couleur varie de jaune pâle à vert.
- Les désignations «huile d'olive» et «huile d'olive pure» s'appliquent à un mélange d'huile vierge et d'huile raffinée. La saveur et l'odeur de ces huiles sont bonnes, et leur couleur va du jaune pâle au vert.

Au plan nutritionnel, toutes les catégories sont probablement égales. Leur contenu en acides aminés diffère, selon l'endroit où les olives ont été cultivées, selon le mode de culture, mais pas en fonction des catégories. Votre choix dépendra de vos papilles gustatives, de votre sens de l'odorat, du montant que vous êtes prêt à dépenser et de votre degré de snobisme. (Ces catégories s'apparentent plutôt aux différences entre le cognac ordinaire, le VS, le VSOP et le XO.) Si vous n'avez jamais aimé le goût ni l'odeur de l'huile d'olive, peut-être changerez-vous d'idée en essayant une des huiles les plus chères.

Mayonnaise et autres vinaigrettes

La Loi des aliments et drogues du Canada définit les produits qui peuvent être appelés mayonnaise ou vinaigrette. La mayonnaise ordinaire doit contenir au moins 65 % d'huile; la vinaigrette ordinaire, au moins 35 % d'huile végétale.

Les personnes qui désirent réellement surveiller leur alimentation trouveront des recettes pour fabriquer leurs propres mayonnaises et vinaigrettes. Vous pouvez réduire la quantité d'huile en ajoutant, par exemple, du jus de pomme ou d'orange. Le yogourt ordinaire à faible teneur en gras peut servir à faire des vinaigrettes crémeuses. Soyez créatif, et votre vinaigrette «maison» pourrait devenir renommée.

Lait et crème

Le lait entier ou homogénéisé contient 8 grammes de gras par tasse, le lait à 2 % en contient 5, et le lait écrémé n'en contient pratiquement pas. Le babeurre, produit de lait fermenté, contient environ 2 grammes de gras par tasse; le lait de chèvre, que certaines personnes boivent parce qu'elles sont convaincues qu'il est bon pour la santé, présente une teneur en gras très élevée, soit 10 grammes par tasse.

Si vous buvez du lait entier, il pourrait être difficile pour vous de passer tout de go au lait écrémé. Passez plutôt au lait à 2 % durant environ 1 semaine, et essayez ensuite un mélange à 1 %, c'est-à-dire à parts égales de lait écrémé et de lait à 2 %. Considérez le lait entier comme du lait écrémé auquel on a ajouté deux carrés de beurre; cela pourrait vous aider à prendre une décision.

Personne ne devrait consommer de grandes quantités de crème. Mais si vous appréciez réellement votre tasse de café matinale et que vous trouvez qu'il n'a pas le même goût sans crème, vous pourriez décider que les 20 calories et les 2 grammes de graisse (dont 1,18 est saturé) contenus dans une cuillerée de crème en valent la peine. (Certains petits contenants de crème à café contiennent un petit peu plus qu'une cuillerée à table, c'est-à-dire 20 mL au lieu de 15 mL.)

Un préjugé est un préjugé même en matière d'alimentation; la crème n'est pas mauvaise pour vous, à moins que votre consommation n'en soit excessive. Le sucre n'est pas mauvais non plus : deux cuillerées à thé de sucre ajoutent à votre café seulement 30 calories et aucune matière grasse. Si les 50 calories que représentent votre café matinal et ces petites quantités de crème et de sucre vous sont indispensables, prenez-le. Mais si vous en buvez dix tasses par jour, les 500 calories et les 20 grammes de graisse que cela représente peuvent provoquer des problèmes, sans compter la surdose de caféine que cela vous apporte.

En ce qui concerne les édulcorants artificiels, la liste d'ingrédients vous fera comprendre pourquoi certains les appellent produits fabriqués avec de l'huile non comestible. Ils contiennent souvent de l'huile de noix de coco, qui est beaucoup plus saturée que le beurre. Si vous n'aimez pas le café noir et que vous ne disposez de rien d'autre à mettre dedans, peut-être devriez-vous abandonner le café complètement.

Fromage

La plupart des fromages ont une teneur étonnamment élevée en graisses saturées et en calories. Si vous surveillez votre consommation de graisses et de calories, vous auriez avantage à lire soigneusement les étiquettes pour découvrir les marques à faible teneur en gras. Les étiquettes énumèrent tant le contenu en humidité que celui de gras; vous pourrez constater à la lecture de l'annexe II que seulement une once et demie (45 g) de la plupart des fromages à pâte dure contient environ 15 grammes de graisses, dont au moins 60 % sont saturées.

À mesure que les consommateurs seront sensibilisés à une alimentation saine, ils se tourneront davantage vers les fromages à faible teneur en gras et les fromages de lait écrémé. Si vous trouvez que ces fromages sont fades, vous pouvez leur donner un peu de saveur en les saupoudrant de poivre, de poudre de cari, ou d'autres épices. Vous pouvez également essayer un mélange commercial aux herbes et aux épices qui ne contient pas de sel. On retrouve nombre de ces fromages sur le marché, et l'aide qu'ils vous apportent à vous habituer à un régime à faible teneur en graisses pourrait se révéler inestimable.

Yogourt et crème sure

Le yogourt ordinaire vous apporte le contenu nutritif du lait dont il est tiré, moins certains des lactates (sucre du lait) que ses bactéries lactobacilles fermentent pour donner de l'acide lactique. Il semble que ces bactéries inoffensives survivent au processus de digestion de l'humain, ce qui veut dire qu'elles se retrouveront dans le côlon dans la mesure où le yogourt est consommé régulièrement. Elles peuvent être bénéfiques, car on dispose de données qui permettent de croire que le cancer du côlon est plus rare chez les populations qui consomment de grandes quantités de yogourt. Toutefois, cela n'a pas été prouvé.

Le large éventail de yogourt offert présente certaines différences aux titres du contenu en gras et des ingrédients qu'on y ajoute pour les sucrer et leur donner de la saveur. Les personnes qui surveillent leur apport calorique et leur consommation de graisses choisiront les yogourts qui contiennent le moins de gras (M.G.) et auxquels on n'a ajouté ni sucre ni miel. Le contenu en matières grasses d'un yogourt glacé aux fruits peut être supérieur à 6 %, mais certains yogourts offerts dans le commerce en contiennent moins de 1 %. Certains sont également sucrés avec des édulcorants qui contiennent peu de calories, voire pas du tout.

Une cuillerée à table de crème sure à 14 % de M.G. contient 2 grammes de gras, 6 mg de cholestérol et 23 calories. Il en existe des versions «légères» qui contiennent deux fois moins de gras et de calories, mais vous pourrez avantageusement remplacer la crème sure par le yogourt ordinaire, dont la teneur en gras est très faible. Essayez-le sur les pommes de terre au four, sur les patates douces et partout où vous seriez tenté de mettre des mottes de crème sure ou de beurre. (Là encore, vous pourriez y saupoudrer du poivre, des herbes ou des épices.) Croyez-le ou non, certaines personnes qui utilisent cette méthode jurent maintenant qu'ils ne mangeront plus jamais de crème sure.

Crème glacée

Comme vous le verrez dans l'annexe 2, la crème glacée ordinaire contient environ 16 grammes de graisse par tasse; certaines marques spécialisées ou «gourmets» en ont 24. La crème glacée molle possède une des teneurs en gras les plus élevées, soit 22 grammes par tasse. Si vous devez vraiment manger de la crème glacée, consommez-en de petites quantités, à l'occasion. Trois onces de crème glacée ordinaire vous apporteront environ 100 calories, 5 grammes de graisses (dont 3,3 sont saturées) et 22 mg de cholestérol. Vous pouvez vous le permettre dans la mesure où le reste de votre alimentation contiendra moins de gras cette journée-là et dans la mesure où vous avez la volonté de vous arrêter après trois onces. Vous trouverez sur le marché des «crèmes glacées» à teneur réduite en gras et en calories, ou vous pouvez acheter à la place des sorbets. Le «tofutti» est un substitut de crème glacée fabriqué avec du tofu (soya).

Oeufs

La seule différence entre des oeufs bruns et des oeufs blancs est la couleur de la coquille. Tout le contenu en cholestérol (272 mg) et en graisses (5 grammes : 2 AGS; 2 AGMI; 1 AGPI) d'un oeuf se retrouve dans le jaune. Si l'on vous a conseillé de limiter votre consommation de cholestérol à 300 mg par jour, un seul gros oeuf vous en fournira presque la totalité. Les jaunes d'oeuf ne sont pas des aliments que vous devriez consommer régulièrement.

Dans certaines recettes, on peut remplacer un oeuf entier par deux blancs d'oeuf. On peut également utiliser une cuillerée à thé de fécule de maïs à la place d'un jaune d'oeuf pour épaissir des sauces. On peut également se procurer des substituts d'oeuf sans cholestérol.

Selon certains experts, on aurait surévalué la valeur nutritive des oeufs; ils affirment en effet que même s'ils contiennent des protéines, leur contenu en cholestérol est plus élevé que la plupart des autres sources de protéines.

Mais si vous aimez les oeufs et qu'on vous a conseillé de limiter simplement votre consommation de graisses saturées et de calories, vous pourrez en consommer régulièrement, à moins que des tests de cholestérol subséquents montrent qu'ils vous causent des problèmes. Au moins deux études, l'une réalisée aux États-Unis et l'autre en Grande-Bretagne, ont montré que les oeufs ne provoquent pas d'augmentation des taux de cholestérol chez tout le monde. Toutefois, on estime que le taux de cholestérol *augmentera* chez un tiers de la population à la suite de la consommation d'aliments riches en cholestérol. Et la seule manière d'identifier les personnes qui «surréagissent» est de vérifier chez eux l'effet de divers régimes.

Volaille

Choisissez du poulet et de la dinde plutôt que de l'oie et du canard, et enlevez la peau avant la cuisson. En effet, chez les volailles, la graisse se retrouve sous la peau. Le fait de la manger ou de faire frire la volaille pourrait doubler votre consommation de gras. Faites-la griller ou rôtissez-la sur une grille de façon à ce que la graisse puisse s'écouler. Si vous préférez la viande blanche, réjouissez-vous; elle est plus maigre que la viande brune. Et pensez-y à deux fois avant d'ajouter de la sauce. En a-t-on vraiment besoin sur du poulet tendre, succulent?

Viandes

De façon générale, les éleveurs ont tendance à produire des animaux dont la proportion de viande maigre est de plus en plus supérieure à celle de viande grasse. Mais cela ne veut pas dire que toutes les coupes offertes chez le boucher sont maigres. Celles qui proviennent des pattes sont plus maigres, celles de la longe, un peu plus grasses, et celles de l'épaule, encore plus grasses. Les coupes maigres du boeuf comprennent la ronde, la surlonge, l'entrecôte, le filet et la bavette. Chez le porc, les coupes maigres comprennent le jambon maigre frais, en conserve, fumé ou bouilli, le bacon de dos et le filet. Exception faite des côtelettes, toutes les coupes de veau sont considérées comme maigres. Parmi les viandes à teneur moyenne en gras, on retrouve la plupart des autres coupes de boeuf, de porc et d'agneau.

Enlevez toute la graisse visible sur la viande avant de la cuire. Vous seriez surpris de voir la différence que cela peut faire. Un rôti de côte non dégraissé contient 20 % de gras, mais un bon dégraissage peut réduire ce pourcentage à 11. Le dégraissage d'un rôti de croupe fait passer le pourcentage de 11 à 8. Les abats comme le foie et les rognons ont une teneur élevée en cholestérol : 3,5 onces de foie de boeuf en contiennent 440 mg; la même quantité de rognons, 700 mg.

Même si vous considérez le bacon de flanc comme une viande, nombre de nutritionnistes le classent plutôt dans les graisses, parce que même une fois cuit jusqu'à être croustillant, il contient encore plus de gras que de protéines. Le rapport s'établit en réalité à trois parties pour deux. Trois tranches (19 grammes) de bacon contiennent environ 109 calories et 9 grammes de graisse (3,3 AGS, 4,5 AGMI et 1,1 AGPI). La viande cuite au barbecue, à la vapeur, grillée, cuite au four, rôtie ou cuite au micro-onde est préférable à la viande frite. Il est également plus avantageux de la faire cuire sur une grille de façon à ce que la graisse qui fond puisse s'échapper.

Si, de temps à autre, vous désirez éviter de consommer de la viande, vous pourrez obtenir dans les magasins d'aliments naturels des substituts riches en protéines. On y retrouve des substituts à saveur de boeuf et de poulet fabriqués avec des protéines de soya. Vous pouvez également «allonger» le boeuf haché en y ajoutant une préparation de soya haché. (Vous aurez évidemment acheté de la viande hachée maigre, au départ.)

Lorsque vous mangez du boeuf au restaurant, commandez le filet. Il est généralement plus petit que les autres steaks, et son contenu en graisses est parmi les plus bas. C'est pourquoi on cuit généralement les filets en les entourant de bacon; il va sans dire que si vous êtes réellement sérieux face à votre régime, vous demanderez qu'il soit cuit sans cette garniture.

Vous savez naturellement que les viandes froides comme le saucisson de bologne, le salami, la saucisse, les *knackwurst,* les *bratwurst,* les hot-dogs, les saucisses de francfort et autres possèdent toutes une teneur élevée en gras, pouvant même atteindre 40 % ou plus pour certaines d'entre elles. Au dire des fabricants, il est possible de fabriquer des hot-dogs, saucisses et viandes froides à faible teneur en gras, mais ces viandes ne jouissent pas de la faveur du public. En d'autres termes, elles ne se vendent pas bien. Cela pourrait bien changer. Il y a maintenant des viandes à sandwich à faible teneur en gras offertes tout emballées ou qu'on peut faire couper au comptoir des viandes. Achetez-en et manifestez ainsi votre appui à cette initiative.

Poisson

Les personnes qui mangent du poisson régulièrement sont moins susceptibles de souffrir d'affections coronariennes que celles qui en mangent à l'occasion, voire pas du tout. On croit que cette protection est due en partie aux acides gras oméga-3, qui se trouvent dans les poissons gras comme le saumon et le maquereau.

Les deux acides gras polyinsaturés oméga-3 qui ont fait l'objet d'études sont l'acide écosapentaeonique (EPA) et l'acide docosahexaeonique (DHA). Vous êtes susceptible de voir bientôt des produits transformés qui les contiennent être annoncés comme étant des produits sains. On effectue actuellement beaucoup de recherche en industrie alimentaire, et nombre d'entreprises importantes possèdent déjà des brevets. Le Canada, avec raison, ne permet pas que les acides gras oméga-3 soient vendus sous forme de suppléments alimentaires. Aux États-Unis, ils sont offerts en capsules dans les pharmacies et les magasins d'aliments naturels. Notre gouvernement a décidé que ces produits sont des médicaments, et non pas des additifs alimentaires, ce qui signifie que quiconque veut les commercialiser doit obtenir un permis pour un nouveau médicament. Il est peu probable qu'une entreprise fasse les recherches nécessaires pour obtenir ce permis.

Les suppléments d'huile de foie de morue *ne devraient pas* être utilisés comme suppléments oméga-3. Si c'était le cas, vous devriez en prendre environ dix capsules par jour, ce qui pourrait provoquer une grave intoxication aux vitamines A et D.

Si vous pouvez vous le permettre, il serait excellent que vous preniez de trois à cinq repas de poisson par semaine. La morue, le flétan, la sole, le «tassergal» et la «goberge» ont une teneur plus faible en gras et moins de calories que le thon, les sardines, le saumon et le maquereau. Les poissons qui possèdent la teneur la plus élevée en acides gras oméga-3 sont le maquereau, les sardines, le saumon, le «tassergal», les anchois, la «morue sablonnière» et le thon. Parmi les poissons qui en contiennent une quantité modérée, on retrouve l'achigan, le «tassergal», le merlu, le flétan, le rouget, le sébaste, la «morue du Pacifique», la truite arc-en-ciel, la rascasse, la truite de mer et l'éperlan.

Le poisson en conserve est généralement mis en conserve dans l'huile. Vérifiez l'étiquette et, si vous avez le choix, achetez celui qui est conservé dans l'eau. Lorsque vous devez acheter du poisson conservé dans l'huile, rincez-le bien – en particulier si vous devez surveiller vos calories.

Les palourdes, les huîtres et les pétoncles contiennent moins de gras et de cholestérol que d'autres viandes et fruits de mer. Les crevettes, le homard et le crabe contiennent une quantité relativement élevée de cholestérol, comparativement aux autres crustacés, mais en contiennent beaucoup moins que les oeufs ou le foie.

Fruits et légumes

Sauf de rares exceptions, les fruits et les légumes ne contiennent pas de graisse. À moins, bien sûr, que vous ne les fassiez frire dans l'huile, que vous ne les fassiez sauter dans le beurre ou que vous ne les noyiez sous une sauce riche. Il y a une exception à la règle, et c'est l'avocat, au sujet duquel vous obtiendrez de plus amples renseignements dans l'annexe II. Les graisses qu'il contient sont principalement mono-insaturées. Peu de personnes mangent des avocats en grandes quantités, mais si vous y ajoutez de la mayonnaise, vous obtiendrez un plat très gras.

Le chapitre 9 porte plus précisément sur les fruits et les légumes, et vous y apprendrez également que certains de ces végétaux peuvent influer sur les taux de cholestérol de façon plus positive que négative.

Noix

Les noix contiennent une quantité variable de graisses saturées. Parmi celles qui en contiennent le moins, on retrouve les noix de grenoble, les pacanes, les amandes, les arachides (qui sont en réalité des légumineuses), les noisettes et les noix du Brésil. Toutes ces noix contiennent de 5 à 10 grammes de graisses saturées par tasse. Les noix d'acajou et les macadémias en contiennent un peu plus, soit de 13 à 15 grammes par tasse; la palme à ce titre revient à la noix de coco, avec 45 grammes.

Une cuillerée à table de beurre d'arachide commercial contient 1,5 gramme de graisses saturées (et probablement du sucre et du sel). Les noix traitées possèdent une teneur élevée en graisses et en calories : une demi-tasse d'arachides rôties dans l'huile fournit 447 calories et 38 grammes de graisse.

Pains, boulangerie, céréales et pâtes

Les pains, pains pita, tortillas et céréales faites de grains entiers ne contiennent que des traces de gras, à moins qu'on en ait ajoutés (vérifiez l'étiquette). Vous pouvez cuire votre pain vous-même et ainsi savoir exactement ce qu'il y a dedans; si vous pouvez vous l'offrir, il y a maintenant des machines automatiques pour faire le pain : vous n'avez qu'à y mettre les ingrédients et à régler un chronomètre. Il est même possible de faire en sorte que la cuisson se termine au moment où votre réveil sonne la matin!

Les produits de boulangerie comme les beignes, les croissants, les gâteaux, les pâtisseries et les biscuits contiennent généralement beaucoup de gras. Vous pouvez choisir ceux qui ont une teneur faible en gras, comme les biscuits à l'arrowroot, ou faire votre propre boulangerie en y mettant moins de gras et d'huile. Les craquelins ont une teneur étonnamment élevée en gras, souvent sous forme d'huiles hydrogénées et d'huile de palme. Les craquelins au soda, les toasts melba, les gâteaux de riz et les biscuits à l'eau contiennent moins de gras que les autres.

Comparativement aux céréales de types «granolas», à peu près toutes les céréales contiennent nettement moins de calories. Une demi-tasse de céréales «granolas» contient environ 17 grammes de graisse et fournit 300 calories, en plus de contenir souvent de l'huile de palme ou de noix de coco et du sucre. Une demi-tasse de gruau contient un gramme de gras et fournit 70 calories.

Consultez les étiquettes lorsque vous achetez des pâtes, sous quelque forme que ce soit. Certaines d'entre elles ne contiennent que des traces de gras qui proviennent des grains qui ont servi à les fabriquer; d'autres contiennent des graisses ou des huiles qu'on y a ajoutées. Certaines d'entre elles contiennent des oeufs. Bien que les pâtes soient de plus en plus souvent offertes en vrac, soit fraîches ou séchées, les magasins qui les vendent sous cette forme connaissent rarement les ingrédients qui les composent. Et les restaurants n'ont aucune idée du contenu des pâtes qu'ils servent.

Desserts, tartinades et bonbons

Si un fruit frais ne vous satisfait pas pour dessert (avec ou sans yogourt à faible teneur en gras), essayez les poudings faits de lait écrémé, les desserts à la gélatine, les sorbets ou le «tofutti». Évitez les produits arrosés de sucre ou couverts de crème fouettée.

Limitez votre consommation de tartinades de poissons et de viandes en conserve ou emballées, qui sont toutes susceptibles de contenir beaucoup de gras.

En ce qui concerne les bonbons, essayez d'éviter les caramels, les fondants au chocolat et le caramel écossais qui sont fabriqués avec du beurre. Ne croyez pas la publicité qui vous dit qu'une tablette de chocolat constitue une source d'énergie rapide. Une tablette de chocolat au lait ordinaire de 30 grammes contient 10 grammes de graisses, dont la moitié sont saturées. Prenez plutôt une pomme.

Goûters et aliments de restauration rapide

Il n'est pas facile d'obtenir de la part des chaînes d'alimentation rapide des informations concernant le genre et la qualité de graisses comprises dans les aliments qu'ils vendent. Une chaîne, se spécialisant dans les hamburgers, possède un tableau destiné aux personnes allergiques et un livret qui énumère les ingrédients; on peut les obtenir sur demande dans toutes ses succursales. Par contre, on ne trouve pas dans ces documents de renseignements sur la quantité de graisses de chaque met . Une autre chaîne de hamburgers dispose d'un relevé impressionnant concernant l'information nutritive de chacun des mets qu'elle vend, mais vous ne pouvez l'obtenir qu'en vous adressant par écrit au siège social.

Une chaîne se spécialisant dans le poulet offre des renseignements sur les calories et la quantité de protéines, de glucides et de gras total contenus dans ses produits. Toutefois, elle souligne que toute cette information est sujette à changement. Une entreprise de sandwich de type «sous-marin» ne peut fournir d'analyse détaillée, parce que beaucoup des produits qu'elle vend proviennent d'autres entreprises.

Les consommateurs qui cherchent à obtenir des informations nutritionnelles connaissent un peu plus de succès que naguère, principalement en raison des pressions provenant de Canadiens souffrant d'allergies. Mais une simple liste des ingrédients est fort différente d'une analyse des graisses totales, saturées et insaturées, sans parler du contenu en sucre, information que chacun de nous devrait pouvoir obtenir. À l'heure actuelle, aucune loi n'exige que cette information soit affichée là où l'on vend des aliments de restauration rapide.

Jusqu'à ce que ce soit le cas, vous devrez vous servir de votre bon sens et de la section «restauration rapide» de l'annexe 2. Vous pouvez quand même présumer que la plupart des aliments vendus dans ces restaurants contiennent beaucoup de graisses, pour la plupart saturées. Vous pouvez décider que les aliments comme les vinaigrettes, les sauces tartares et les mayonnaises ainsi que les produits frits ou panés ne doivent pas faire partie de votre alimentation quotidienne, ni même hebdomadaire, et être plutôt considérés comme des goûters très occasionnels.

Lorsque vous en commandez, assurez-vous de demander des renseignements concernant le contenu en gras. Plus nous nous rendrons «malcommodes», meilleures seront nos chances que ces informations soient révélées.

Résumé

1. Votre consommation de graisses devrait comprendre des graisses saturées, polyinsaturées et mono-insaturées, selon les lignes directrices recommandées.
2. Il n'existe pas d'aliments «mauvais»; il y a seulement des aliments que vous ne devriez pas manger en grandes quantités.
3. Une fois que vous aurez appris comment réduire le gras à chaque fois que c'est possible, une alimentation à faible teneur en gras deviendra une autre bonne habitude.
4. Surveillez votre consommation de friandises, et d'aliments de restauration rapide en particulier; ils sont susceptibles de contenir énormément de gras.

8

Les protéines

Lorsque la plupart des personnes parlent de protéines, elles pensent à des mets de résistance comme le boeuf, le porc, le veau, l'agneau, la volaille et le poisson. Elle sont loin d'avoir tort; ces aliments savoureux sont de bonnes sources de protéines. Mais nombre d'autres aliments en sont également de bonnes sources.

Vous souvenez vous de cette publicité d'une céréale? «Une portion de la céréale X dans quatre onces de lait constitue une bonne source alimentaire de protéines». À vrai dire, une portion de n'importe quoi dans quatre onces de lait constitue une bonne source alimentaire de protéines, parce que le lait en fournit la plus grande partie. Bien que les céréales contiennent effectivement des protéines, elles en sont une source incomplète. Nous verrons cela un peu plus loin.

Comme les glucides et les graisses, les protéines sont faites d'atomes d'hydrogène, d'oxygène et de carbone. Elles contiennent également des atomes d'azote et, selon la protéine, d'autres éléments comme du soufre et du phosphore. Toutefois, les éléments fondamentaux de la protéine sont des composés chimiques appelés acides aminés. Bien que les acides aminés les plus courants soient au nombre de 22 – parmi lesquels, neuf acides aminés «essentiels» – des centaines d'acides aminés peuvent se lier ensemble pour former une seule protéine. Et certaines cellules sont capables à elles seules de produire 10 000 genres différents de protéines.

L'ordre dans lequel les acides aminés se lient dans une protéine est extrêmement important. Une seule substitution peut menacer la vie. Par exemple, il y a 574 acides aminés dans une seule molécule d'hémoglobine, protéine qui contient du fer et qu'on retrouve dans les globules rouges. Sa principale fonction est de transporter l'oxygène vers les cellules de l'organisme. Les personnes souffrant de drépanocytose possèdent une hémoglobine en tous points semblable à celle des gens normaux, à une exception près : il y a eu une seule substitution d'un acide aminé. Cette petite modification donne aux globules rouges la forme d'un croissant ou d'une faucille. En raison de cette seule substitution, la personne qui présente cette affection peut souffrir d'accès récurrents de fièvre, de douleurs aux extrémités et d'autres symptômes marqués.

D'une importance primordiale

De toute évidence, les protéines sont nécessaires à notre existence. En fait, le mot protéine vient du grec *protos,* qui signifie «importance primordiale». Les enzymes sont des protéines, et sans enzyme, nombre des réactions chimiques qui se produisent dans notre organisme se produiraient si lentement que nous aurions le temps de mourir avant qu'elles ne s'accomplissent.

Les protéines sont également essentielles à la croissance et à la régénérescence de notre organisme. Nombre d'hormones sont des protéines, notamment l'insuline. Les anticorps sont des protéines qui nous protègent contre les maladies infectieuses. Les protéines jouent un rôle inestimable dans le maintien de notre équilibre électrolytique (entre le sel et l'eau), et aident en outre à maintenir le pH, c'est à dire l'équilibre entre les acides et les bases dans l'organisme. Les protéines peuvent également jouer le rôle de transporteurs. Comme vous l'avez vu dans un chapitre précédent, les lipides sont transportés dans le flot sanguin enveloppés dans une protéine; cette association s'appelle une lipoprotéine.

En plus de toutes les autres fonctions vitales que les protéines accomplissent dans notre organisme, elles peuvent également être brûlées pour produire de l'énergie au besoin. Par une série de réactions chimiques, elles sont métabolisées de façon à fournir quatre calories d'énergie par gramme. Les personnes qui ne consomment pas trop de protéines ne les gaspilleront pas en les transformant en énergie. Après tout, ce sont des substances trop importantes pour que l'organisme les brûle simplement. C'est là le rôle des graisses et des glucides.

En d'autres termes, l'organisme ne tire de l'énergie des protéines que dans les cas suivants :

1) Lorsque nous en consommons plus que nous n'en avons besoin.
2) Lorsque nous ne consommons pas assez de glucides et (ou) de gras.
3) Lorsque nous ne pouvons «fabriquer» les protéines dont nous avons besoin avec les acides aminés présents dans nos cellules.

De quelle quantité de protéines avons-nous besoin?

La quantité de protéines dont chacun de nous a besoin est fonction de l'âge, du sexe et du poids corporel souhaitable (et non pas réel). L'adulte moyen en bonne santé devrait obtenir un nombre tout juste suffisant d'acides aminés pour remplacer les protéines existantes de l'organisme. Les enfants et les femmes enceintes doivent en obtenir en quantité suffisante pour permettre le remplacement des protéines de leur organisme ainsi que la fabrication de protéines additionnelles pour la croissance.

Plutôt que d'entreprendre le calcul du nombre de grammes de protéines par kilogramme de poids corporel, ou de réaliser des études du bilan azoté chez l'être humain, les experts ont conclu qu'il n'y aurait pas de problème à ce que seulement de 15 à 20 % des calories que vous consommez proviennent de protéines. Toutefois, le Congrès du consensus canadien sur le cholestérol a recommandé que les personnes dont le taux de lipides sanguins est élevé limitent leur consommation de protéines pour qu'elles représentent de 10 à 15 % de l'apport calorique quotidien. Une des raisons justifiant cette recommandation est que la teneur en graisses alimentaires des protéines peut être élevée. Nous y reviendrons sous peu.

Vous remarquerez que ces pourcentages sont fondés sur le nombre de calories dont vous avez besoin pour maintenir un poids souhaitable en fonction de votre sexe, de votre âge et de votre taille. Nous ne parlons pas ici de 10 ou de 20 % des calories que vous consommez réellement en une journée, qui pourraient être de beaucoup supérieures à ce dont vous avez besoin.

Protéines complètes et incomplètes

Les aliments ne contiennent pas tous des protéines complètes; il leur manque certains acides aminés essentiels, ou ils ont une faible teneur en autres acides aminés. De façon générale, les protéines animales sont complètes. Cela signifie que les produits laitiers, les oeufs, la viande, le poisson et la volaille constituent d'excellentes sources de tous les acides aminés essentiels et non essentiels.

Les protéines provenant du règne végétal sont susceptibles d'être incomplètes, et cela justifie l'importance de consommer une grande diversité d'aliments. Les végétariens qui consomment des aliments strictement végétaux doivent combiner très soigneusement leurs sources de protéines pour s'assurer que chaque repas leur apporte suffisamment d'acides aminés essentiels. Par exemple, les acides aminés essentiels qui sont rares dans les céréales sont abondants dans les légumineuses. Par conséquent, si l'on combine du pain de maïs et des haricots Pinto, on corrigera la carence en acides aminés qui se serait produite si l'on n'avait consommé que du maïs (une céréale) ou des haricots.

En général, pour obtenir une protéine complète, il faut consommer des légumineuses (par exemple, des arachides) avec des céréales, des noix ou des graines; du riz avec du blé, des légumineuses, des noix ou des graines; et du blé avec des légumineuses, des noix, des graines ou du riz. N'oubliez pas que les noix, les graines et les arachides contiennent beaucoup de gras, même s'il est sous forme de graisses insaturées.

Problèmes liés à une trop grande consommation de protéines

Si valables que soient les protéines, il peut être dangereux d'en consommer une quantité excessive. Il faut dire tout d'abord que les aliments ne contiennent pas que des protéines. Les aliments riches en protéines, comme la viande rouge, contiennent souvent des quantités marquées de gras, dont la plus grande partie est «cachée». Par conséquent, la consommation d'une grande quantité d'aliments riches en protéines accroîtra d'autant votre consommation de gras. Cela augmentera donc le nombre de calories

Tableau 8.1 Protéines complémentaires

Pour obtenir une protéine complète, vous devez combiner les produits suivants au cours d'un même repas.

Légumineuses	Plus	*Céréales*
Haricots séchés	+	Orge
Pois	+	Millet
Lentilles	+	Riz
Fèves soya	+	Avoine
Caillé de soya (tofu)	+	Riz brun
Fèves mung	+	Seigle
Pois cassés	+	Semoule de maïs
Fèves garbanzo	+	Boulghour (blé concassé)
Arachides	+	Blé

Légumineuses	Plus	*Noix et graines*
(voir plus haut)	+	Amandes, noix du Brésil, noix d'acajou, pacanes, noix de grenoble, graines de citrouille. graines de sésame, graines de tournesol

Céréales	plus	*Noix, graines ou légumineuses*
Riz	+	Graines de sésame ou noix d'acajou
Germe de blé	+	Arachides
Maïs	+	Fèves soya
Nouilles	+	Noix d'acajou
Pain de blé	+	Beurre d'arachide

Légumes	plus	*Légumineuses, graines*
Légumes verts	+	Haricots Pinto
Légumes sautés	+	Haricots rouges
Brocoli	+	Maïs et riz brun
Pommes de terre	+	Maïs

que vous consommez, et cela ne vous aidera certainement pas à atteindre ou maintenir votre poids idéal.

Il y a d'autres raisons pour lesquelles on devrait éviter une surconsommation de protéines. L'organisme utilise des enzymes, des vitamines et des minéraux pour transformer les protéines. Une consommation trop élevée de protéines pourrait causer l'apparition de carences de ces substances. Cela peut également se traduire par une augmentation de l'excrétion de zinc et une déplétion du calcium de notre organisme. Une trop grande consommation peut également provoquer une déshydratation. Notre organisme doit fractionner toute protéine absorbée en trop afin de l'entreposer. Cela suppose qu'il en enlève l'azote, qui devra ensuite être excrété. Comme cette excrétion se fait dans l'urine, nos besoins en eau augmentent.

Les personnes athlétiques doivent porter une attention spéciale à ce problème. Elles ont tendance à faire une surconsommation de protéines et, en raison de leur transpiration et d'autres genres de perte d'eau, elles pourraient déjà être portées à la déshydratation. La perte supplémentaire en eau provenant de l'excrétion de protéines est donc susceptible de leur causer un problème, en particulier lorsqu'il fait chaud.

Tableau 8.2 Effet des protéines sur le cholestérol sanguin

Réduction	*Aucun effet*	*Augmentation*
Poissons gras (saumon, sardine, maquereau, frais ou fumé, hareng, sardine d'Europe, truite)	Autres poissons Viandes maigres et sous-produits de viande en quantités raisonnables	Viandes et sous-produits de viande en quantités excessives, en particulier viandes striées de gras ou non dégraissées
Lait écrémé	Volaille maigre (poulet, dinde) sans peau	Volaille grasse (oie et canard)
Lait de beurre	Oeufs (chez certaines personnes)	Volaille avec peau
	Fruits de mer (crevettes, pétoncles palourdes)	Oeufs (chez certaines personnes)
		Crème
		Lait entier et à 2 %
		Beurre

Faits et croyances concernant les protéines

Certaines personnes achètent des suppléments protéinés; d'autres achètent des suppléments d'acides aminés. Ces achats ne sont pas nécessaires. Les suppléments ne sont utiles qu'aux personnes qui, pour une raison ou une autre, sont incapables d'avoir une alimentation équilibrée. Si vous pouvez manger, vous tirerez de vos aliments toutes les protéines dont vous avez besoin. De plus, une alimentation équilibrée vous fournira l'ensemble des protéines et des acides aminés essentiels, ainsi que toutes les vitamines, et tous les minéraux et oligo-éléments dont votre organisme a besoin pour transformer et utiliser les protéines.

Un régime hyperprotéiné ne fera pas grossir vos muscles non plus. Pour cela, il vous faudra une alimentation équilibrée, des exercices exigeants et un entraînement. La consommation de suppléments protéinés n'améliorera pas non plus votre peau, vos ongles ni nos cheveux, à moins que vous souffriez d'une carence en protéines. Dans notre pays, cela est pratiquement impossible; le Canadien moyen consomme plutôt trop de protéines que pas assez.

Par exemple, une tasse de lait, une demi-tasse de légumes, trois onces de viande et une tranche de pain fournissent au total 34 grammes de protéines. C'est plus que la moitié des 61 grammes requis en une journée par un homme d'âge moyen. Cela équivaut presque au total de 44 grammes dont a besoin une femme d'âge moyen. Et ce n'était que pour le repas du midi. Un oeuf, une tasse de lait et une rôtie sans beurre pour le déjeuner auraient ajouté 17 autres grammes de protéines. Est-il besoin d'en dire plus?

L'autre problème, évidemment, concerne tout le gras qu'une alimentation comme celle-là représente, particulièrement si le lait est entier, plutôt qu'écrémé. Les protéines animales sont susceptibles de contenir en majeure partie des graisses saturées alors que les lipides mono-insaturés et polyinsaturés sont en général présents en plus grandes quantités dans les protéines végétales. De même, les protéines de source végétale contiennent généralement beaucoup moins de graisses.

Cela revient donc à dire que le repas d'un mangeur prudent mettra en vedette les légumes et les légumineuses, tandis que la viande et les autres protéines animales y joueront un rôle très mineur. Après tout, les Chinois peuvent nourrir à satiété quatre personnes avec moins d'une demi-livre de viande.

Résumé

1. Les protéines sont des nutriments essentiels.
2. Nous avons besoin d'une alimentation équilibrée pour fabriquer nos propres protéines.
3. La plupart des Canadiens consomment trop de protéines, et cela peut se révéler dangereux en raison de leur contenu généralement élévé en graisses.
4. Les protéines animales sont susceptibles de contenir des quantités marquées de graisses saturées, alors que les protéines de source végétale sont moins susceptibles de contenir du gras «caché».
5. Il faut favoriser les sources végétales parce qu'elles contiennent généralement des graisses mono-saturées et polyinsaturées; toutefois, elles ne fournissent pas de protéines complètes.
6. Une source végétale de protéines doit être complémentée par une autre protéine, de façon à fournir au cours d'un même repas des acides aminés essentiels (voir Tableau 8.1).

9

Les glucides

Lorsque la plupart d'entre nous parlons de glucides, aussi appelés hydrates de carbone, nous pensons à un gâteau, à un bonbon, à du miel, à du sucre et à d'autres aliments sucrés. Nous pensons à tous ces aliments «mauvais», mais si bons au goût, à tout le moins pour ceux d'entre nous qui aimons les sucreries. Nous pouvons presque nous imaginer grossir à chaque bouchée.

À vrai dire, on serait plus près de la vérité scientifique si on associait les glucides au soleil. Sans cette grosse boule de gaz brûlants qui éclaire et réchauffe la terre, il n'y aurait pas de glucides. Cela s'explique par le fait que les meilleures sources alimentaires proviennent de plantes. Par un processus appelé photosynthèse, les feuilles des plantes de la terre utilisent le gaz carbonique de l'air, l'eau du sol et l'énergie du soleil pour fabriquer des hydrates de carbone. Le mot lui-même signifie carbone hydraté (auquel on a ajouté de l'eau).

Toutefois, ce qui est important à nos yeux de mangeur, c'est que chaque merveilleux gramme de glucide ne renferme que quatre calories, comparativement à neuf pour les graisses. Pourtant, ce sont les glucides qui ont la réputation d'être «engraissants».

Contrairement à la croyance populaire, les aliments «féculents» – pommes de terre, maïs, pain, pâtes et autres – ne font pas grossir. On pourrait dire de ces aliments qu'ils sont «bourratifs». Ils nous font nous sentir rassasiés durant plus longtemps et, lorsque nous sommes satisfaits, nous avons tendance à moins manger, ce qui nous garde plus minces.

Le comité formé dans le cadre du Congrès du consensus canadien sur le cholestérol recommande que les personnes dont le taux de lipides est élevé tirent la majeure partie de leurs calories quotidiennes des glucides, dans une proportion de 55 à 60 %. Ces personnes devraient également mettre l'accent, disent-ils, sur une gamme d'aliments qui contiennent des fibres alimentaires. Nous parlerons des fibres et des glucides complexes sous peu. Tout d'abord, parlons des glucides simples, c'est-à-dire les sucres.

Les glucides simples

Il y a sucre et sucre; les noms diffèrent souvent. Par exemple, glucose, fructose, mannose et galactose. En chimie, deux sucres simples comme ceux-là s'unissent pour en faire un troisième. Unissez un glucose et un fructose, et vous obtenez un sucrose. Deux glucoses réunis ensemble donnent un maltose. Un glucose et un galactose produisent un lactose.

Vous avez probablement déjà entendu parler de certains de ces sucres, ou vous avez lu leurs noms sur les étiquettes d'aliments. Le glucose, également connu sous le nom de dextrose, de sucre raisin et de sucre de maïs, est présent de façon naturelle dans les fruits et certains légumes comme le maïs frais et les carottes. Il s'agit là du sucre que les médecins mesurent normalement dans votre sang et qu'ils recherchent dans votre urine. Les cellules de notre organisme utilisent le glucose comme source d'énergie; en fait, il en est notre principale source, fournissant cette énergie au cerveau et aux muscles.

Le fructose, ou sucre de fruit, se trouve naturellement dans les fruits et le miel; il s'agit du plus sucré des sucres courants. Le mannitol est dérivé du mannose, et une trop grande consommation de ce sucre peut provoquer une diarrhée.

Le sorbitol est un dérivé du glucose qui est à peu près aussi sucré, mais qui présente l'avantage d'être absorbé par nos intestins moins rapidement. Essentiellement, il nous fournit donc l'énergie moins rapidement que le glucose tout en goûtant aussi bon et en fournissant en définitive le même nombre de calories. Un autre sucre, le xylitol, se trouve naturellement dans les fruits et dans certains légumes.

En réalité, le xylitol, le sorbitol et le mannitol sont classés comme des alcools de sucre. Même si certains produits qui en contiennent portent souvent l'étiquette «sans sucre», ils contiennent, gramme pour gramme, tout autant de calories que le sucre. On utilise le xylitol comme édulcorant de remplacement dans certains produits comme la gomme à mâcher, parce que les bactéries de la bouche ne s'en nourrissent pas et que, en théorie, il devrait causer moins de caries que le sucre. À vrai dire, certaines études donnent à penser qu'il peut même supprimer la croissance des bactéries qui causent la carie dentaire. Toutefois, n'oubliez pas que le xylitol, une fois avalé, fournit le même nombre de calories que le sucre.

Le lactose ou sucre du lait est un glucide qui ne provient pas d'une plante. Le lait de vache contient 4,5 % de lactose; le lait humain en renferme 75 %. Pour utiliser le lactose, notre organisme doit le fractionner en glucose et en galactose, processus qui requiert la présence d'une enzyme appelée lactase. Certaines personnes présentent une carence de cette enzyme et ne peuvent donc tolérer les produits laitiers.

Les sucres traités et raffinés

Le sucre de table, cette substance blanche et granulée que la plupart d'entre nous ajoutons généreusement à notre café et saupoudrons sur nos céréales, est un sucrose raffiné provenant de la canne à sucre et de la betterave à sucre. On trouve également du sucrose dans certains fruits et légumes. La cassonade est un sucre blanc coloré par l'addition de mélasse. La mélasse est un résidu sirupeux qu'on obtient lorsqu'on raffine du sucre de canne pour en faire du sucrose. Le sirop de maïs s'obtient lorsque des enzymes «brisent» la fécule de maïs en un mélange composé en majeure partie de glucose et d'un peu de maltose. Le sucre d'érable est pour la plus grande part du sucrose et provient de la sève de l'érable. Le sirop d'érable authentique est un luxe que peu d'entre nous pouvons nous permettre; le substitut que nous versons sur nos crêpes et nos gaufres est, le plus souvent, une solution de sucrose auquelle on a ajouté une saveur artificielle d'érable.

Les cristaux de sucre brut, cette mixture brune et granuleuse que l'on retrouve dans les restaurants chics proviennent du jus de canne à sucre concentré. Ils sont de couleur blonde ou brune tout simplement parce que le procédé de fabrication qui rend le sucre blanc n'a pas été mené à terme. En dépit de cela, le sucre brut coûte plus cher que le sucre de table blanc ordinaire.

Vous pourrez également remarquer sur les étiquettes ou emballages d'aliments quelques autres appellations. Le sucre inverti est un mélange de glucose et de fructose sous forme liquide. Plus sucré que le sucrose, il peut être utilisé pour prévenir la cristallisation des bonbons et de la crème glacée. Le sucre de malt s'appelle maltose, et ne se forme pas de façon naturelle; la fermentation du grain de malt ajoute du maltose à la bière; on le retrouve également dans certaines céréales transformées et dans des aliments pour bébé.

En matière de goût sucré, le sucrose (sucre granulé) est la norme à laquelle on compare les autres sucres. Le fructose est environ 70 % plus sucré; le sucre inverti, environ 30 %. À l'autre bout de cette échelle, le glucose est environ 25 % moins sucré que le sucrose, tandis que le lactose, le moins sucré des sucres communs, est environ 85 % moins sucré que le sucrose.

Évaluation des sucres simples

Quel sucre est préférable à un autre? Cela dépend de ce que l'on veut dire par préférable. Chose sûre, tous les sucres sont des glucides et fournissent donc, au plan calorique, environ quatre calories par gramme. D'autre part, le sucre granulé coûte beaucoup moins cher que le sucre d'érable. Certaines personnes semblent penser que le fructose est plus naturel que le glucose, ou négligent le sucrose au profit du fructose, beaucoup plus onéreux, en se disant qu'ils en utiliseront moins, parce qu'il est plus sucré. Toutefois, nous brûlons des calories en métabolisant les aliments que nous consommons. Et, pour métaboliser les glucoses, nous brûlons davantage de calories que nous le ferions pour une quantité similaire de fructose. En bout de ligne, le fructose pourrait en réalité se révéler plus «engraissant».

D'autres personnes soutiennent que le miel, une combinaison de glucose et de fructose, est meilleur pour la santé que le sucre granulé. Les deux sont des glucides naturels; le miel coûte simplement plus cher, et parce que le poids d'une cuillerée à thé de miel sirupeux est considérablement plus élevé que celui d'une cuillerée de sucre granulé, il fournit davantage de calories. En fait, il en fournit près du double : 22 contre 13. Vous voilà encore obligé de relâcher votre ceinture d'un cran. En outre, au moins un groupe de chercheurs a découvert que certains échantillons de miel contenaient des substances qui pourraient être cancérogènes.

Si vous désirez du sucre vraiment naturel, consommez des légumes et des fruits et buvez du lait. Cela vous permettra d'obtenir certains nutriments plutôt que des calories vides. Pourquoi dépenseriez-vous de l'argent pour des aliments inutiles? Pour voir à quel point des aliments fournissent des calories vides, jetons un coup d'oeil sur les nutriment contenus dans certains aliments courants, aux Tableaux 9.1 et 9.2. Comme vous le remarquerez, les sucres purs, comme le sucrose ou le miel et certains produits sucrés comme les boissons au cola vous fournissent de l'énergie concentrée, mais pratiquement aucun autre nutriment. Toutefois, le jus d'orange, le lait écrémé et les légumes sont pleins des éléments dont vous avez besoin pour rester en bonne santé.

Si vous ne le faites pas déjà, prenez le temps de vérifier la liste des ingrédients sur tout produit emballé que vous achetez. Les ingrédients sont énumérés par ordre de quantité; c'est donc dire que celui qui est en tête de liste compte pour une grande partie du produit. Si vous remarquez le mot sucre ou tout autre mot finissant en «ose» en tête de liste ou tout près, il serait plus sage de chercher un autre produit.

Les glucides complexes

Les glucides complexes sont formés d'un très grand nombre de sucres simples. La fécule que l'on retrouve dans les grains de céréales, les légumes, les tubercules et les légumineuses, par exemple, est faite d'environ 3 000 molécules de glucose. Lorsque nous consommons cette fécule, les enzymes de la salive et de l'intestin les fractionnent en glucose pour permettre son absorption dans la circulation sanguine.

Même si notre organisme finit par ramener la fécule à sa forme originale, c'est-à-dire en glucose, il s'écoule un certain temps avant qu'il ne le fasse. Le processus d'absorption dans la circulation sanguine est retardé, et c'est ce qui rend ces sucres complexes particulièrement utiles. Lorsque nous consommons des sucres simples, il peuvent être absorbés immédiatement sans devoir être modifiés par les enzymes de notre bouche ou de notre intestin. Cela provoque une élévation soudaine du taux de sucre sanguin, qui peut, à son tour, provoquer une sécrétion massive d'insuline, qui nous rend affamé plus rapidement. Les glucides complexes ne provoquent pas cet effet.

Certaines parties des glucides complexes ne peuvent absolument pas être transformés par notre système digestif. La peau jaune des grains de maïs, les fibres de céleri qui se prennent dans nos dents, et la membrane intérieure, semblable à une peau qui sépare une orange en segments, ressortent inchangés de notre organisme.

Pourtant, ces substances sont également des membres honorables du merveilleux monde des fibres alimentaires. Vous pouvez connaître ces dernières sous le nom de fourrage, ou avoir déjà vu des allusions à la fibre brute. Tout ça, c'est de la fibre, et la plupart d'entre nous n'en mangeons pas assez. Nous nous pencherons en détail sur ce point un peu plus loin; pour l'instant, jetons un coup d'oeil sur les différents genres de fibres alimentaires, à commencer par les deux qui ne sont pas solubles dans l'eau.

Les fibres alimentaires

La cellulose est le sucre complexe retrouvé le plus fréquemment dans les plantes. Elle a la faculté d'attirer l'eau dans notre côlon, ce qui nous donne des selles plus abondantes et plus molles. Elle peut également nous donner des gaz : les enzymes de notre intestin ne peuvent la digérer, mais les bactéries de notre côlon peuvent la faire fermenter. On trouve de la cellulose dans le brocoli, le chou, les carottes, les fèves de lima, les arachides, les poires, les pois, les haricots jaunes et la farine de blé entier.

L'hémicellulose, qui est faite de glucose, de xylose et de mannose, attire également l'eau dans les selles et peut être digérée par les bactéries de l'intestin. On la trouve dans les bananes, les betteraves, les aubergines, les radis et le maïs sucré. Tant la cellulose que l'hémicellulose se retrouvent dans les pommes, les céréales de son et de blé entier, les choux de Bruxelles et les haricots verts.

On croit que deux des fibres qui sont solubles dans l'eau peuvent se révéler spécialement utiles pour la maîtrise du cholestérol. La pectine, aliment fibreux que toute personne qui a déjà fait de la confiture connaît, forme un gel lorsqu'on la mélange à l'eau. Elle se trouve naturellement dans les fruits et les légumes. Les gommes et mucilages se dissolvent dans l'eau. La gomme de guar, la gomme de caroube et la gomme arabique servent à épaissir et à mélanger les produits alimentaires commerciaux, mais se trouvent naturellement dans le gruau, le son d'avoine et les légumineuses.

Tableau 9.1 Analyse nutritionnelle comparative de certains aliments gluicidiques

	Sucre granulé	Miel pur liquide	Boisson au cola régulière
Mesure	1 c. à table 15 (mL)	1 c à table 15 (mL)	280 mL
Calories	50	64	120
Protéine (g)	0	tr	0
Glucides (g)	13	17	30
Graisses (g)	0	0	0
AGS (g)	0	0	0
AGPI (g)	0	0	0
Cholestérol (mg)	0	0	0
Calcium (mg)	0	1	9
Fer (mg)	0,2	0,1	tr
Sodium (mg)	2	1	12
Potassium (mg)	6	11	3
Vitamine A (E.R.)	0	0	0
Thiamine (mg)	0	tr	0
Riboflavine	0	tr	0
Niacine (E.N.)	0	tr	0
Acide Folique (µg)		tr	0
Vitamine C (mg)	0	tr	0
Fibre alimentaire (g)		tr	

Tiré de *Valeur nutritive de quelques aliments usuels*, Santé et Bien-être social Canada, 1988.

La lignine est la substance ligneuse qu'on retrouve dans le tronc et l'écorce des arbres. Bien que certaines personnes pensent que le fait d'en manger aiderait à garder le taux de cholestérol à son plus bas, la plupart des gens ne la trouveraient pas très appétissante. À proprement parler, ce n'est pas réellement une fibre.

Pourquoi les glucides sont ils si importants?

Comme nous l'avons vu, certains dangers sont associés à une surconsommation de gras et de protéines. Cela fait donc des glucides une source idéale de calories. Les glucides complexes sont rassasiants, relativement peu coûteux et n'élèvent pas le taux de choletérol. Nous devrions tous consommer des pommes de terre, des pâtes, du riz et d'autres aliments riches en féculents.

Tableau 9.2 Analyse nutrionnelle comparative de certains aliments glucidiques

	Jus d'orange frais	Lait écrémé	Pomme	Pomme de terre
Mesure	1 tasse (250 mL)	1 tasse (250 mL)	moyenne	2 3/4 po. (7 cm) de longueur
Calories	118	90	81	116
Protéine (g)	2	9	tr	2
Glucides (g)	27	13	21	27
Graisses (g)	tr	tr	tr	tr
AGS (g)	tr	tr	tr	tr
AGPI (g)	tr	tr	tr	tr
Cholestérol (mg)	0	5	0	0
Calcium (mg)	29	320	10	11
Fer (mg)	5	0,1	0,2	0,4
Sodium (mg)	3	133	0	7
Potassium (mg)	524	429	159	443
Vitamine A (E.R.)	52	158	7	0
Thiamine (mg)	0,24	0,09	0,02	0,13
Riboflavine	0,08	0,36	0,02	0,03
Niacine (E.N.)	1,1	2,3	0,2	2,4
Acide Foliqe (µg)	79	13	4	12
Vitamine C (µg)	131	3	8	10
Fibre alimentaire (g)	1,0	3,5	1,4	

[1] Crue avec la peau.
[2] Pelée et bouillie.

Tiré de *Valeur nutritive de quelques aliments usuels,* Santé et Bien-être social Canada, 1988.

Bien qu'il puisse se révéler surprenant que les glucides complexes ne font pas grossir, nous avons tous entendu parler des avantages pour la santé que présentent les fibres. Parce qu'elles ne sont pas digérées ni absorbées, les fibres rendent les selles abondantes. Et cela aide au bon fonctionnement des intestins, en prévenant la constipation. Des études ont montré que des selles volumineuses et un transit intestinal rapide (c'est-à-dire la période requise pour qu'un aliment passe de la bouche aux intestins à la toilette) favorisent une bonne santé intestinale.

On croit qu'une alimentation riche en fibres réduit le risque de calculs biliaires, d'appendicite, de diverticulose, d'hémorroïdes, de varices et de cancer du côlon, en raison de la capacité des fibres de favoriser un transit intestinal rapide et de l'effet qu'elles présentent sur les bactéries du côlon.

Les fibres non solubles dans l'eau (insolubles) se lient aux graisses et aux stérols présents dans l'intestin. Par conséquent, ces substances, parmi lesquelles on retrouve le cholestérol, sont excrétées dans les selles plutôt que d'être absorbées par l'intestin. Il s'agit à tout le moins d'une théorie. En pratique, on n'a pas prouvé que le son de blé, qui contient une grande quantité de fibres insolubles, abaisse réellement le taux de cholestérol sanguin. Par ailleurs, le son d'avoine, bonne source de fibre solubles, abaisse effectivement le taux de cholestérol sanguin. On ne sait pas encore comment cela se produit. Peut-être y a-t-il un facteur qui nuit à la production de cholestérol ou accroît son excrétion. Personne n'en est sûr.

Ce qui est plus prévisible que leur effet sur le cholestérol, c'est que les fibres alimentaires exercent un effet positif sur la façon dont nos intestins traitent le glucose. Les fibres semblent nous aider à obtenir une régulation de notre taux de glucose sanguin, et cet effet dure longtemps. (Un déjeuner riche en fibres exerce encore son effet à l'heure du dîner.) Les fibres sont si efficaces que les diabétiques peuvent être en mesure de réduire leur médication ou leur insuline lorsqu'ils adoptent une alimentation riche en fibres.

Comme c'est le cas de tout autre aliment, il est important de varier les sources de fibres. Les fruits, les légumes, les légumineuses, le son de blé, les noix, les graines, le maïs soufflé, les farines de grain entier et le riz sont tous des sources de fibres insolubles, de cellulose et d'hémicellulose. Ils sont importants, parce qu'ils vous aident à maintenir la rapidité de votre transit intestinal et à prévenir la constipation. Toutefois, si on les consomme en trop grandes quantités, ils peuvent nuire à l'absorption des minéraux.

Les fibres solubles dans l'eau, comme la pectine et les gommes, sont présentes dans les fruits, les légumes, les graines, les légumineuses, l'avoine, l'orge et le seigle. Ces fibres sont plus efficaces pour réduire le taux de cholestérol sanguin, mais pas autant pour ce qui est d'accroître le transit intestinal ou de prévenir la constipation.

Aucune ligne directrice officielle en matière d'alimentation ne nous dit quelle quantité de fibres on devrait consommer, mais cette situation pourrait bien changer. Il semble y avoir un désaccord quant à la manière de mesurer les fibres, ce qui pose un problème. La plupart des experts suggèrent une consommation allant de 20 à 30 grammes de fibres alimentaires par jour, mais ils ne font pas de différence entre la fibre soluble et la fibre insoluble. (On trouvera une liste du contenu en fibres de certains aliments à l'annexe 3.)

Fruits et légumes particuliers

On a signalé qu'un certain nombre de fruits et de légumes présentaient des effets bénéfiques en ce qui a trait au taux de cholestérol. Nombre des rapports sont anecdotiques; d'autres ne sont pas fondés sur les meilleures méthodes scientifiques. Peut-être un jour serons-nous plus certains. Dans l'intervalle, voici l'information dont nous disposons.

Pommes : De deux à trois pommes par jour pourraient réduire le taux de cholestérol et élever légèrement les HDL, réduire la pression sanguine et maintenir le taux de sucre constant.

Banane et plantain : Commes les pommes, les bananes contiennent de la pectine et peuvent réduire le taux de cholestérol sanguin. Le plantain non mûri (il ressemble à une grosse banane verte même lorsqu'il est mûr) semble contrebalancer les effets d'un apport accru de cholestérol alimentaire et le taux de HDL élevé, lorsqu'on en donne aux rats.

Orge : Des études sur l'être humain ont montré que la consommation d'orge ou d'aliments qui en contiennent, réduit le taux de cholestérol sanguin d'environ 15 %.

Haricots : L'étude a montré que la consommation quotidienne d'une tasse ou moins de petits haricots blancs ou de haricots Pinto cuits réduisait de façon appréciable les LDL.

Carottes : On a rapporté dans une étude que la consommation quotidienne de deux carottes et demie de taille moyenne réduisait le cholestérol de 11 %.

Raisins de Corinthe : Dans des expériences sur des animaux, on a montré que certains éléments chimiques contenus dans les raisins de Corinthe (anthocyanosides) influent de façon bénéfique sur les vaisseaux sanguins.

Aubergine : Certaines études ont montré que les aubergines peuvent inhiber l'élévation du taux de cholestérol sanguin causée par d'autres aliments.

Ail et oignon : Achetez-en beaucoup. On a montré dans un certain nombre d'études qu'en plus de relever la saveur d'aliments fades, ils pouvaient avoir des propriétés anticoagulantes.

Gingembre : Cette épice pourrait abaisser le taux de cholestérol sanguin.

Pamplemousse : On a étudié la pectine contenue dans la pulpe (et non pas dans le jus) pour déterminer dans quelle mesure elle abaisse le taux de cholestérol. Des volontaires ont consommé quinze grammes de pectine de pamplemousse par jour pendant quatre mois, et leur taux de cholestérol a chuté en moyenne de 8 %, tandis que le taux de HDL de certains d'entre eux a augmenté. Combien cela prend-il de pamplemousses pour obtenir quinze grammes de pectine? On ne le sait pas encore : probablement entre deux et quinze. La pectine d'orange pourrait posséder les mêmes propriétés.

Champignons : On ne parle pas ici des petits champignons blancs que vous achetez au supermarché, mais du shiittake, un champignon brun oriental et du *Chinese tree ear,* qui peuvent aider à réduire le taux de cholestérol sanguin. (En réalité, les champignons ne sont pas des légumes. Ce ne sont même pas des plantes, ce sont des moisissures.)

Les vertus du son d'avoine

Jusqu'à tout récemment, seules les mères semblaient aimer la céréable d'avoine chaude. Tout cela a changé lorsqu'on a découvert que le son d'avoine contenait certains ingrédients qui réduisaient le taux de cholestérol sanguin. Personne ne sait de façon exacte de quelle manière, mais tout le monde semble penser que c'est effectivement le cas.

Dans une étude, où l'on incorporait quotidiennement 140 grammes de son d'avoine au pain, les taux de cholestérol ont chuté de 11 % après trois semaines. (Les flocons d'avoine sont constitués pour la moitié de son d'avoine.) Dans deux autres études, la consommation quotidienne de 100 grammes de son d'avoine réduisait le cholestérol de 13 et de 19 %, respectivement. Deux chercheurs ont mis au point une formule de réaction à la dose pour permettre de mesurer les effets que présente le son d'avoine dans la réduction du taux de cholestérol. Si vous multipliez par 0,156 la quantité en grammes de son d'avoine consommé, et que vous ajoutez ensuite un, vous obtenez le pourcentage moyen de réduction de votre cholestérol. Ainsi, une consommation de 100 grammes par jour devrait réduire votre taux de cholestérol de 16,6 %.

Il y a ici un danger. En établissant une équation de réaction à une dose, on a transformé le son d'avoine en médicament. Ne croyez pas bêtement que parce qu'il s'agit d'un médicament «naturel», il est de ce fait sûr. La digitaline, la belladone et l'arsenic sont des médicaments naturels; chacun d'eux peut tuer si on le consomme à une dose inadéquate.

Certaines gens ont tendance à s'imaginer que si 35 grammes d'une substance apportent des bienfaits, 100 grammes seront mieux, et 350, encore mieux. Naturellement, nous sommes assez sages pour réaliser que ce n'est pas vrai. Une trop grande consommation d'un aliment sain peut se révéler très nuisible. Ne vous laissez pas tenter par cet engouement face au son d'avoine. Il est probable que nous en savons davantage sur les effets secondaires d'un médicament qui abaisse le taux de cholestérol, par exemple la cholestyramine, que nous en savons sur le son d'avoine.

Une portion normale de son d'avoine est d'une once, soit environ 35 grammes de céréales sèches. Cent grammes de céréales sèches serait une portion plutôt énorme. Il n'est pas raisonnable d'excéder 50 à 100 grammes par jour, à moins que vous ne le fassiez sous une forme quelconque de surveillance médicale. Et comme les flocons d'avoine coûtent moins cher et sont plus faciles à trouver sur les tablettes du supermarché, il pourrait être préférable de recourir à cette source de son d'avoine.

Alcool et caféine

Selon certaines données, l'alcool, consommé en quantités modérées, pourrait offrir une certaine prévention contre les affections coronariennes et élever le taux de cholestérol HDL. Toutefois, des études plus récentes ont jeté une ombre sur cette théorie. L'alcool élève également les taux de triglycérides. La plupart des experts pensent qu'une consommation modérée d'alcool – un ou deux verres par jour – n'est pas dangereuse. Par contre, ils sont tous d'accord pour affirmer qu'une consommation plus grande peut amener des problèmes.

Selon vos préférences, les boissons alcoolisées peuvent présenter une teneur élevée en sucre et en calories. Les meilleurs choix sont les vins secs, les sherry secs et les bières légères. Les vins possédant une cote de sucre de trois ou plus, les bières ordinaires et les liqueurs sont plus susceptibles de vous faire prendre du poids.

Composez vos cocktails d'alcool et de boissons à faible teneur en sucre ou sans sucre comme l'eau, les boissons gazeuses «diète», l'eau minérale, le «club» soda ou le jus de tomate.

On trouve de la caféine dans le café, le thé, le chocolat et les boissons au cola (et même dans certains médicaments contre le rhume, contre les maux de tête et certains produits diététiques). Les données qui relient la caféine aux affections coronariennes sont contradictoires, mais il est sage de faire preuve de modération. De trois à quatre tasses de café moyennement fort ou de thé fort contiennent environ 450 mg de caféine. Une boisson au cola renferme la moitié de la caféine contenue dans une tasse de café.

Une personne prudente pourrait considérer qu'une ou deux tasses de café ou l'équivalent en caféine consommée durant la journée, ainsi qu'une boisson alcoolisée consommée au souper constituent une quantité raisonnable des deux substances. Cela ne veut pas dire pour autant que cette consommation est recommandée.

Tableau 9.3 Comment les glucides influent sur le cholestérol sanguin

Réduction	*Aucun effet*	*Augmentation*
Son d'avoine	Son de blé	Sucrose (sucre de table)
Fruits et légumes conte- nant des fibres solubles (pectine, gommes) ou de l'hémicellulose Légumineuses Alfalfa (luzerne) Orge, avoine et autres céreales Lait de soya	Fibre de fève de soya Fécule Glucose Fibre de cellulose	Fructose (sucre de fruit)

Vos connaissances sur les aliments

Maintenant que vous avez lu quatre chapitres sur l'alimentation, résumons ce que vous avez appris. Tout d'abord, vous savez que vous devez prendre soin de réduire votre consommation de protéines, de graisses, de sucres simples et de calories. Si vous consommez plus de deux boissons alcoolisées ou plus de deux tasses de café ou l'équivalent en caféine par jour, vous aurez également besoin de réduire cette consommation.

Qu'est ce que vous pouvez manger en plus grandes quantités? Des glucides complexes comme les pâtes, les pommes de terre et le riz et des aliments riches en fibres comme le son d'avoine et de blé, les fruits et les légumes.

Vous savez que vous pouvez éviter de consommer des calories vides, du sucre et du gras en excès en limitant votre consommation d'aliments transformés et emballés, et particulièrement ceux qui contiennent du beurre, de la margarine, du shortening, des huiles végétales, du sucre et tout ce qui se termine en «ose» (par exemple, sucrose) qui figurent en tête de la liste des ingrédients. Vous ferez tout votre possible pour éviter les graisses très saturées, y compris l'huile de palme, l'huile de palmiste et les huiles de noix de coco ainsi que les huiles végétales hydrogénées artificielles.

Vous ne serez pas impressionné par une réclame publicitaire qui affirme qu'un produit alimentaire d'origine non animale «ne contient pas de cholestérol» parce que vous savez que les aliments d'origine végétale n'en contiennent pas. À moins que votre médecin ne vous conseille de faire autrement, vous n'essaierez pas de déterminer le contenu en cholestérol de ce que vous mangez, parce que ce sont les AGS, les acides gras saturés, qui sont les plus importants facteurs d'élévation du taux de cholestérol.

Vous savez que toutes les graisses sont particulièrement riches en calories, soit neuf calories par gramme. Et, tout en limitant raisonnablement votre consommation de graisses, vous vous assurez d'obtenir une combinaison d'aliments qui vous fournissent, en gros, des quantités égales d'AGS, d'AGMI et d'AGPI en une journée.

Vous comprenez que même si vous devez réduire votre consommation de protéines, votre organisme requiert toute une gamme de «matériaux», sous forme d'acides aminés complémentaires chaque jour. Vous réalisez également que les aliments riches en protéines coûtent cher; l'économie que vous réaliserez sera donc une autre bonne raison de réduire votre consommation de protéines. En dernier lieu, vous savez que les aliments riches en protéines, par exemple la viande, renferment des graisses cachées, et que ces graisses accroissent tant votre apport de calories que votre consommation de graisses saturées.

Résumé

1. Les glucides sont des aliments énergétiques idéaux.
2. Choisissez les glucides complexes sous forme naturelle, comme les fruits et les légumes, plutôt que des sucres raffinés.
3. Comme on n'a pas encore déterminé la quantité idéale de fibres alimentaires devant être consommée, n'en consommez pas une quantité trop importante.
4. Variez les aliments riches en fibres que vous mangez de façon à vous assurer d'obtenir tant les fibres solubles que les fibres insolubles.

10

Le poids, l'exercice,
la personnalité et le stress

Dans le présent chapitre, nous aborderons les autres composantes de votre mode de vie qui pourraient influer sur les risques
d'affections cardiaques et d'autres affections en général auxquelles vous êtes exposés, et sur votre cholestérol sanguin, en
particulier. Commençons par déterminer ce que serait votre poids
idéal.

Les recommandations des experts aux titres du mode de vie et
de la prévention semblent toujours en comprendre une qui vise,
soit à réduire votre poids, soit à l'accroître, de façon à le maintenir
«idéal». Toutefois, ce qu'ils oublient souvent de faire, c'est de
définir le poids idéal.

De prime abord, ce manque de définition ne pose pas
vraiment de problème. Tout ce que vous avez besoin de faire,
c'est de rechercher un tableau de poids idéal et d'y comparer le
vôtre. Nous avons reçu la permission de reproduire un de ces
tableaux très populaires, mais avons choisi de ne pas le faire.
Voyez-vous, il n'est peut-être pas si valable de comparer votre
poids à celui qui figure sur un tableau.

Pour commencer, en plus de devoir compenser pour la taille de vos vêtements et la hauteur des talons de vos chaussures, vous auriez vraiment à calculer la grosseur de votre ossature en mesurant, par exemple, la largeur de vos coudes. Tout cela est bien compliqué. De toute façon, est-il vraiment si important de vous comparer à un groupe de personnes qui ont acheté une assurance-vie d'un groupe particulier de compagnies d'assurance? D'autant plus que certains des poids et mesures qui figurent sur les demandes d'assurance-vie sont «estimés».

Maintenant que nous avons écarté ces tableaux en raison de leur caractère peu scientifique, nous ne pouvons pas vraiment vous conseiller de recourir à la bonne vieille méthode approximative : pour les hommes, inscrire 110 livres pour les cinq premiers pieds de taille et ajouter cinq livres pour chaque pouce en surplus (donc, cinq pieds et dix pouces feraient 10 x 5 + 110 = 160 livres), pour les femmes, inscrire 100 livres et procéder de la même façon (cinq pieds et quatre pouces équivalent donc à 4 x 5 + 100 = 120 livres). Non, même si ces approximations supposent des opérations mathématiques compliquées en deux étapes, les résultats sont tout simplement trop imprécis en cette fin de XXe siècle.

Ceux d'entre vous qui sont membres d'un club de conditionnement physique aussi cher que dernier cri ont une réponse toute faite. Votre conseiller en conditionnement physique vous a expliqué que la taille et le poids sont des mesures «élémentaires». Après tout, ils ne mesurent pas l'embonpoint. Chacun sait que le muscle maigre est plus dense que la graisse, ce qui signifie que son poids est plus grand. Par conséquent, un joueur de football très musclé ferait de l'embonpoint et serait même obèse, si on l'évaluait en fonction de son poids par rapport à sa taille. Mais un joueur de football est peu susceptible d'être trop gras. Les pèse-personnes et les rubans à mesurer peuvent convenir à ceux qui n'ont pas les moyens de se payer autre chose. Pour vous, qui êtes un membre spécial, il convient beaucoup mieux de mesurer votre embonpoint.

Mesure de la masse corporelle maigre

Il existe, évidemment, des façons très scientifiques de mesurer la masse corporelle maigre. L'une d'elles, simple mais exacte, consiste à mesurer la quantité d'eau que vous déplacez lorsque vous êtes submergé dans un réservoir. On peut ensuite calculer votre densité (poids par volume) et estimer ainsi à quel point vous êtes gras ou maigre. Mais le problème, c'est que cette procédure peut mettre de l'eau partout et que la plupart d'entre nous ne disposons pas des réservoirs spécialement conçus à cet égard. De toute façon, nous savons ce qui est arrivé à Houdini lorsqu'il s'est avisé de jouer avec des réservoirs remplis d'eau.

Peu importe, les professionnels de votre club pourront estimer votre embonpoint en mesurant l'épaisseur du pli cutané à l'aide d'adipomètres, ces instruments comparables à des compas qui ressemblent à ceux que les navigateurs utilisent. l'aide de ces instruments, on prend des mesures à l'arrière de la partie supérieure du bras, sous l'omoplate et à d'autres endroits aussi originaux, et on les compare ensuite à des tableaux divisés en colonnes établies en fonction de l'âge et du sexe. C'est là évidemment une façon plus adéquate de déterminer le poids idéal. Mais les adipomètres coûtent cher, il est rare que de telles mesures soient prises par des médecins, et le procédé tout entier est beaucoup plus complexe que de faire déshabiller le sujet et le faire monter sur un pèse-personne.

Il faut dire toutefois qu'un pèse-personne de bonne qualité fournit une mesure exacte, qu'on peut répéter. Tout ce que vous avez à faire, c'est de monter dessus. Même des adipomètres calibrés avec précision peuvent produire des mesures moins exactes et moins uniformes, particulièrement lorsque ces mesures sont prises par une personne inexpérimentée ou qui n'a pas été formée à le faire. Mais ce n'est pas tout. Le gras corporel n'est pas dispersé de façon égale sur le corps : chaque personne peut en avoir une quantité différente dans différentes parties du corps. Certaines personnes ont tendance à accumuler davantage de graisse sur le ventre que partout ailleurs. Et, selon de nombreux rapports, les personnes dont le ventre est gras ont un risque plus élevé d'affections cardiaques et d'autres problèmes de santé que ceux dont la plus grande partie de la graisse est située ailleurs. En fait, le Comité du Congrès du consensus canadien sur le cholestérol affirme qu'on devrait effectuer en priorité des tests de lipides sanguins chez les «obèses et en particulier ceux dont l'obésité est abdominale».

Maintenant que nous avons écarté toutes les méthodes courantes de déterminer le poids idéal parce qu'elles sont loin d'être idéales, que nous reste-t-il? Vous pourriez vous déshabiller et vous regarder dans un grand miroir. Si ce que vous voyez est trop gras, il est donc probable que vous pesez plus que votre poids idéal. Le problème, c'est que nombre de personnes ont une idée arrêtée mais incorrecte de ce que leur poids devrait être et de ce dont ils devraient avoir l'air. Par conséquent, si vous décidez de vous soumettre au test du miroir, peut-être devrez-vous d'abord obtenir d'un psychiatre un certificat attestant que vous ne souffrez pas de désordre de l'alimentation.

Calcul de votre indice de poids corporel

Ne désespérez pas. Il existe une autre méthode. Et, bien qu'elle ait ses limites, elle n'exige ni adipomètre, ni réservoir d'eau ni consultation psychiatrique. Elle s'appelle l'indice de poids corporel, IPC, en abrégé. Voici comment vous en servir.

* Prenez votre poids en kilogrammes (si votre pèse-personne est gradué en livres, divisez le poids obtenu par 2,2 pour obtenir votre poids en kilogrammes _____ (A)

* Prenez votre taille en mètres (si vous ne l'avez qu'en pouces, multipliez-la par 0,025 pour la convertir en mètres _____ (B)

* Mettez au carré votre taille en mètres en multipliant B par B _____ (C)

* Divisez A par C pour obtenir votre indice de poids corporel ou IPC

Calculons l'IPC pour une personne qui pèse 155 livres et qui mesure cinq pieds et six pouces.

* Divisez le poids en livres (155) par 2,2 = 70,5 kg

* Taille en pouces (66) multipliée par 0,025 = 1,,65 mètres

* Taille au carré : multipliez 1,65 x 1,65 = 2,7 mètres

* Divisez le poids en kilos par la taille en mètres au carré (70,5 divisée par 2,7) = 26,1 kg/m2

Bénies soient les calculatrices de poche! Mais quand l'IPC est-il normal? L'IPC idéal se situe à 22,4 pour les femmes, et à 22,7 pour les hommes . Si l'on définit l'embonpoint comme un poids supérieur de 20 % au poids idéal, les chiffres s'établissent à 26,9 pour les femmes et à 27,2 pour les hommes. Vous dépassez de 40 % votre poids si votre IPC est de 31,4 pour les femmes et de 31,8, pour les hommes. Un IPC de 20 ou moins peut signifier que vous êtes trop maigre, ce qui, dans certains cas, est associé à des problèmes de santé.

Si imparfait soit-il et bien qu'il prête le flanc à la critique, l'IPC semble être cette année la méthode préférée d'évaluer le poids idéal. Prenez quelques minutes pour calculer le vôtre.

La maîtrise de votre poids

Le poids de votre corps suit une équation toute simple : l'énergie (calories) consommée moins l'énergie (activité) dépensée = changement dans les réserves de graisses corporelles. À vrai dire, nous dépensons des calories même lorsque nous sommes inactifs, mais cela complique l'équation.

Une livre de graisse représente 3 500 calories. Consommez 3 500 calories de plus que vous n'en dépensez, et vous prendrez une livre. Consommez 3 500 calories de moins que vous n'en avez besoin pour maintenir votre degré d'activité, et vous perdrez une livre. Si vous consommez 500 calories de moins par jour, vous aurez perdu une livre en une semaine.

Une perte de poids lente et régulière est nettement meilleure que la perte massive entraînée par toute diète miracle. La plupart des experts recommandent que vous ne perdiez pas plus que trois livres par semaine. En réduisant votre apport calorique de 1 000 calories par jour, vous perdrez deux livres en une semaine, peut-être un peu plus si vous faites de l'exercice.

Comment pouvez vous déterminer le nombre de calories qui vous est nécessaire pour une journée ordinaire, où vous n'êtes pas au régime? Eh bien, vous pouvez consulter le tableau 7.1 dans le chapitre portant sur les graisses alimentaires. Mais quel est-il en moyenne? On calcule certaines exigences caloriques en supposant que dans une journée normale, vous êtes assis durant sept heures, debout durant cinq, que vous marchez durant deux heures, faites une activité légère durant deux autres heures et que vous dormez durant huit heures. Évidemment, un mode de vie aussi spécifique n'est pas le cas de chacun.

Il existe certaines manières extrêmement compliquées de

déterminer le nombre exact de calories dont vous avez besoin, en fonction de votre métabolisme et de votre degré d'activité. La manière la plus simple, toutefois, consiste à adopter la méthode qui fonctionne pour vous. Si vous prenez du poids ou que vous êtes incapable d'en perdre, il est clair que vous mangez trop et (ou) que vous ne faites pas assez d'exercices.

Pourquoi nous mangeons trop

Les raisons pour lesquelles des personnes mangent trop et d'autres ne mangent pas assez sont compliquées et souvent mal comprises. Comme dans le cas de nombre d'autres facteurs naturels, les réponses ne sont pas simples. Nous connaissons tous des personnes qui semblent ingérer des quantités énormes d'aliments et qui ne prennent pas de poids. Et il y a les autres qui prétendent que le seul fait de regarder les aliments les font engraisser. Si nous voulions examiner toutes les théories et tous les faits relatifs à ce domaine, nous devrions écrire un autre livre. Nous pouvons quand même généraliser quelque peu.

Tout d'abord, la plupart des problèmes de poids ne sont pas liés à des déséquilibres hormonaux. La plupart des personnes qui font de l'embonpoint ne souffrent pas de carence en hormones thyroïdiennes, en hormones de croissance ni en quelque hormone que ce soit. La plupart des personnes trop maigres ne souffrent pas non plus d'une hyperactivité des glandes endocrines. Cela ne signifie pas que les personnes qui ont des problèmes de poids ou qui présentent des symptômes qui peuvent laisser croire à d'autres déséquilibres ne devraient pas faire l'objet d'un test des déséquilibres hormonaux. Toutefois, dans la grande majorité des cas, les résultats des tests seront normaux.

Un grand nombre, sinon la quasi-totalité des problèmes d'alimentation, qu'ils soient liés à un apport calorique trop grand ou trop petit, résulte de troubles comportementaux. Lorsqu'on le considère de cette manière, le problème lié à l'alimentation constitue donc un symptôme d'un autre problème, comme l'anxiété ou la dépression. Par conséquent, le fait de remédier à votre problème de poids en adoptant un régime pour l'accroître ou le réduire équivaut à prendre un comprimé pour le mal de tête parce que l'un de vos doigts est pris dans un étau. Bien que le fait de prendre un analgésique puisse soulager votre douleur, votre doigt sera encore pris dans l'étau. On pourrait dire la même chose des régimes. Vous pouvez prendre ou perdre le poids nécessaire pour atteindre votre poids idéal, mais, parce que l'anxiété, la dépression, ou d'autres problèmes comportementaux persistent, votre problème de poids finira par réapparaître.

Il ne fait pas de doute que les différences entre une personne et une autre comptent en partie pour leur différence au titre du poids. Certaines de ces différences peuvent être transmises génétiquement. D'autres, sont acquises. Certaines sont physiologiques. Il pourrait en exister d'autres qui échappent à notre volonté. Ce qui est apparent, et qui a été prouvé maintes et maintes fois, c'est que les diètes miracles n'apportent aucun effet durable pour la grande majorité des personnes qui les essaient. Beaucoup de ces diètes coûtent cher, et n'en valent tout simplement pas le prix. D'autres sont franchement dangereuses pour la santé. Certaines, qui consistent en injections d'hormones ou de vitamines, sont absolument inutiles.

L'alimentation prudente recommandée, entre autres, par la Fondation canadienne des maladies du coeur, garantit que vous obtiendrez une nutrition adéquate. Avec l'aide d'un expert, que ce soit votre médecin, une diététiste professionnelle, une infirmière ou un autre professionnel des soins de santé, on pourra établir une diète qui convienne parfaitement à vos besoins particuliers. Une telle diète ne fera pas que vous aider à atteindre et à maintenir votre poids idéal; elle assurera également que votre taux de cholestérol sanguin demeure dans les limites normales.

Si nous n'avons pas pris au sérieux le concept global de poids «idéal», c'est parce que personne ne l'a défini de façon adéquate, et que chaque personne a ses besoins personnels. Vous ne devriez pas vous sentir coupable parce que vous voyez sur un tableau que votre poids idéal devrait être de 70 kilogrammes et que vous en pesez 75 ou 80. Il faut être raisonnable. À moins que vous ne souffriez de certains problèmes psychiatriques qui peuvent toucher votre faculté d'évaluer raisonnablement votre poids idéal en vous regardant dans un miroir, en écoutant les commentaires de vos pairs et de votre conjoint et en évaluant comment vous vous sentez dans vos vêtements et durant une activité physique, vous connaîtrez votre poids idéal *sans* avoir à vous référer à un tableau ni à calculer votre IPC. En d'autres termes, si vous êtes raisonnablement d'avis que vous êtes trop gras, vous êtes susceptible de l'être. Obtenez une opinion impartiale de votre médecin, et discutez ensuite de la stratégie à adopter pour traiter votre problème de poids – si vous en avez vraiment un.

En dernier lieu, les personnes qui font de l'embonpoint ne présentent pas toutes un taux de cholestérol élevé, une pression sanguine élevée, des varices, de l'arthrite, un diabète ou d'autres affections qui peuvent être associées à l'obésité. Toutefois, si vous souffrez réellement d'affections liées au poids, par exemple, un taux de cholestérol élevé, le fait de vous mettre au régime pour atteindre votre poids idéal peut très bien régler votre problème.

Études sur l'exercice

Le consensus auquel on est arrivé au sujet des exercices en aérobie périodiques est que, à tout le moins, ces exercices permettent aux personnes de mieux se sentir. À l'heure actuelle, il serait risqué de tirer des conclusions plus précises à cet égard. Une partie du problème, c'est que les bonnes intentions des êtres humains ne durent pas très longtemps. Nous devenons membres d'un club de conditionnement physique et entreprenons un programme d'exercices d'une façon très assidue durant quelques semaines ou quelques mois; par contre, peu d'entre nous persisteront dans cette régularité durant plus longtemps. On peut en dire autant des personnes qui participent à des études visant à mesurer les avantages d'une bonne condition physique. En raison du taux d'abandon élevé et des problèmes liés au plan de l'étude et à la collecte des données, il est difficile de tirer des conclusions fermes. Peu importe, nous nous pencherons sur les tendances. Mais tout d'abord, quelques exemples d'études vous donneront une idée des difficultés éprouvées.

Dans les autobus à impériale qui sont caractéristiques de Londres, en Angleterre, on retrouve deux employés : un chauffeur qui passe son temps assis et un receveur dont le travail est plus actif au plan physique. Lorsqu'on a comparé les deux groupes d'employés, on a remarqué que les receveurs, dans une proportion de 30 %, présentaient moins de symptômes d'affections cardiaques et, dans une proportion de 50 %, souffraient moins de crises cardiaques que les chauffeurs sédentaires. La conclusion semble évidente : le fait d'être actif physiquement est bon pour votre coeur. Toutefois, lorsqu'on a comparé les deux groupes au titre de l'angine (douleurs à la poitrine causées par une affection coronarienne), environ deux fois plus de receveurs en souffraient. Et, comme une étude ultérieure l'a montré, d'autres facteurs, outre ce que les hommes faisaient durant leur travail, pouvaient influer sur les résultats. Lorsqu'on a examiné les dossiers établis au moment de l'embauche de ces hommes, on a remarqué que le tour de taille de ceux qui devaient devenir chauffeurs était plus grand d'au moins un pouce, et que ces hommes présentaient une pression sanguine et un taux de cholestérol sanguin plus élevés que ceux qui sont devenus receveurs. En dernière analyse, il est donc difficile de tirer quelque conclusion valable que ce soit.

Des études similaires ont comparé d'autres groupes, par exemple, les postiers avec les facteurs. D'autres ont porté sur les activités auxquelles se livraient durant les fins de semaine les cols blancs, les anciens de l'Université Harvard et des débardeurs californiens. Dans l'ensemble, les résultats ont montré que l'activité physique, même légère, était meilleure pour le coeur que le sédentarisme. Par conséquent, le fait de marcher quelques pâtés de maisons ou de gravir des escaliers plutôt que de prendre l'ascenseur semble apporter une certaine protection au plan cardiaque. Lorsqu'on a examiné des athlètes, on a obtenu un autre résultat intéressant : les bénéfices de l'activité physique ne sont pas durables. L'effet protecteur cesse en même temps que l'activité régulière.

Certaines données montrent que, tant chez les femmes que chez les hommes, le pouls au repos, le poids corporel, la pression sanguine, les taux de cholestérol, de triglycérides et de sucre sanguins ainsi que le pourcentage de gras corporel est inversement proportionnel à la condition physique. De plus, une bonne condition physique semble accroître le taux de cholestérol HDL protecteur. Néanmoins, selon certaines études qui ont été publiées, l'exercice n'influerait pas sur tous ces facteurs. Et même si les différences obtenues étaient réelles, peut-être n'est-ce pas le fait de faire de l'exercice ou non qui amène ces différences. Après tout, les personnes qui présentent un certain type de personnalité peuvent être celles qui s'engagent le plus longtemps dans un exercice d'endurance. Ou peut-être celles qui font de l'exercice régulièrement prennent-elles mieux soin d'elles-même – leur consommation de graisses saturées, de gras total et de sel est inférieure, et elles ne fument pas. Peut-être l'exercice permet-il de remédier à la tension et à l'anxiété, et de ce fait, réduit les affections cardiaques.

De nos jours, il existe nombre de programmes de réadaptation cardiaque à l'intention des personnes qui souffrent d'angine, qui ont subi des crises cardiaques ou qui ont subi un pontage. Certaines personnes inscrites à ces programmes s'en tirent très bien. Celles qui les suivent assidûment se sentent assurément mieux. Et, en raison du suivi, un participant peut être plus susceptible de prendre soin de son mode de vie tout entier, et de ne pas se conformer uniquement au programme d'exercices. Mais malheureusement, bien que nous ayons tous la quasi-certitude que ces programmes aident à réduire les symptômes et à prolonger la vie d'au moins une partie des participants, il est difficile de le prouver de manière scientifique. Là encore, les résultats sont contradictoires et les plans d'études peuvent faire l'objet de critiques.

Cela dit, devrait-on faire de l'exercice? Assurément! Mais il convient cependant de le faire en toute sécurité, parce que l'exercice peut être dangereux.

Faire de l'exercice en toute sécurité

Si vous êtes en âge de voter ou que vous êtes plus vieux, n'hésitez pas à marcher tant que vous voulez. N'essayez pas de marcher trop vite. N'essayez pas de transpirer. Vous allez trop vite si vous ne pouvez pas respirer ou parler facilement pendant que vous marchez.

Ce genre de marche n'est pas conçu pour élever de manière significative votre pouls ni pour constituer une forme d'entraînement. Avant de vous engager dans des exercices en aérobie exigeants, vous devriez évaluer vos facteurs de risque cardiovasculaire. Les médecins font très attention de ne pas vous suggérer de programme d'entraînement vigoureux avant de vous avoir fait subir un examen complet. Ils ne tiennent pas à ce que vous les poursuiviez en justice ou, pire encore, que ce soit votre succession qui le fasse. Penchons-nous donc d'abord sur les facteurs de risque.

1. Sexe masculin
2. Tabagisme (cigarette)
3. Postménopause
4. Prise de la pilule anticonceptionnelle, en particulier si vous êtes fumeuse
5. Antécédents de pression sanguine élevée, traitée ou non

6. Antécédents d'affections coronariennes (crise cardiaque ou angine)
7. Antécédents familiaux d'affections coronariennes chez un parent âgé de moins de 50 ans
8. Cholestérol sanguin total élevé et (ou) cholestérol LDL élevé
9. Antécédents de diabète sucré, contrôlé ou non par une médication ou de l'insuline; antécédents de présence de sucre dans votre urine
10. Poids supérieur de 20 % au poids «idéal»

Vous feriez bien de considérer également ces autres facteurs :

1. Antécédents d'arthrite ou d'affections articulaires ou musculaires
2. Grossesse
3. Souffle court, asthme, emphysème, bronchite chronique
4. Antécédents d'étourdissements, épisodes d'évanouissement, troubles épileptiques
5. Battements de coeur irréguliers ou «étranges»
6. Antécédents de douleurs ou de sensations d'oppression dans la poitrine dont vous n'avez pas informé votre médecin
7. Intervention chirurgicale ou maladie grave récentes

Si l'un de ces 17 points s'applique à vous, ou que vous pensez à quoi que ce soit d'autre qui puisse vous empêcher d'être physiquement actif, vous feriez mieux de consulter votre médecin avant d'entreprendre tout programme d'exercices conçu pour accroître votre rythme cardiaque et améliorer votre santé cardiovasculaire. Dans de nombreux cas, votre médecin considérera que votre visite a été inutile, mais comme le dit l'adage, mieux vaut prévenir...

Dans d'autres cas, après avoir procédé à un examen physique et à d'autres tests appropriés comme un électrocardiogramme au repos et un ensemble de tests sanguins, votre médecin peut vouloir prescrire un électrocardiogramme à l'exercice ou un électrocardiogramme à l'effort. Bien que certains médecins pensent qu'ils sont équivalents, ces deux tests sont différents.

Évaluation de votre condition physique

Lorsque vous subissez un électrocardiogramme à l'effort, vous êtes rattaché à une machine qui établit des relevés des impulsions

126 Traitement des facteurs de risque

électriques générées par votre coeur pendant que vous marchez sur un tapis roulant ou pédalez sur une bicyclette stationnaire. L'épreuve vise à déterminer la durée de votre effort et les raisons qui vous poussent à arrêter, les réactions de votre pression sanguine à l'exercice et la présence éventuelle de certaines modifications qui, sur l'électrocardiogramme, peuvent dénoter une affection coronarienne.

Les ECG à l'effort présentent certains inconvénients, surtout lorsqu'on les fait subir à des personnes qui ne présentent pas de symptômes. Admettons que 3 % de vos voisins adultes présentent une affection coronarienne non dépistée et que nous fassions subir à tout le monde un ECG à l'effort pour déterminer qui peut faire de l'exercice sans danger. Le test ne permettra de dépister, au maximum, que 85 % des personnes qui souffrent effectivement d'une affection coronarienne. Cela signifie que, si l'on procède au test chez 100 personnes, quinze d'entre elles, apparemment en bonne santé, seront en réalité atteintes d'une affection cardiaque. Et comme le test ne permet, au mieux, que de reconnaître une personne normale dans 85 à 95 % des cas, cela signifie donc que de 5 à 15 % des personnes normales seront considérées comme anormales. Lorsque vous considérez un maximum de 3 % d'affections cardiaques asymptomatiques dans l'ensemble de la population, sur 100 personnes dont le test serait positif, seulement treize souffriraient effectivement d'une affection coronarienne. On appelle «faussement positives» les 87 personnes restantes. En réalité, elles sont normales. Par conséquent, dans la population de personnes ne présentant pas d'affections cardiaques ni de symptômes reconnus, la valeur prédictive d'un ECG à l'effort n'est pas si grande.

Il est important que vous réalisiez à quel point les ECG à l'effort ne sont pas parfaits. Vous devez comprendre qu'un résultat normal à ce test n'est pas une garantie que vous ne souffrirez pas d'affections coronariennes et qu'un exercice vigoureux est sans danger. De plus, un résultat anormal, chez une personne sans symptôme et à faible risque, est plus susceptible d'être lié au test lui-même qu'au coeur de la personne qui a subi le test. Seuls des examens très poussés, comme par exemple, une scintigraphie au thallium, pourront peut-être permettre de savoir à coup sûr.

Un test valable de la condition physique ou de la tolérance à l'effort suppose la mesure de la consommation maximale en oxygène par votre organisme au moment où vous subissez un ECG à l'effort. En plus d'établir le relevé de votre ECG, ce qui permet de révéler la présence d'affections cardiaques, une autre machine mesure de façon constante le contenu en oxygène de l'air que vous expirez. La mesure prise lorsque vous êtes au point d'épuisement s'appelle consommation maximale d'oxygène, ou, sous une forme abrégée, VO2 max. On peut en outre mesurer la quantité de gaz carbonique que vous expirez ainsi que votre rythme respiratoire.

Ces tests se fondent sur le principe selon lequel plus vous êtes actif physiquement, plus votre organisme brûle d'oxygène et plus votre rythme cardiaque s'accélère. Par conséquent, en comparant votre consommation d'oxygène à celle de la population générale de votre âge et de votre sexe, vous aurez une bonne idée de votre condition physique. Naturellement, pour une personne qui est sur le point d'entreprendre un programme d'exercices, une épreuve comme celle - là est plus utile que le seul ECG à l'effort. Elle vous donnera une idée de votre situation cardiovasculaire ainsi qu'un point de départ pour déterminer vos progrès ultérieurs.

L'électrocardiogramme à l'effort et les épreuves à l'exercice devraient être effectués dans un établissement doté d'un personnel formé pour traiter les urgences cardiaques. Le test ne devrait pas être fait dans des clubs de conditionnement physique, pas plus qu'il ne serait raisonnable que vous demandiez à votre médecin une lettre certifiant que vous pouvez prendre part à un programme d'exercices vigoureux ou à un test d'évaluation de la condition physique du genre de ceux que l'on fait subir dans les centres de conditionnement physique. Si vous voulez subir le test, faites-le de la bonne façon, ce qui suppose, hélas, que vous le fassiez dans un établissement qui peut s'offrir l'équipement requis, qui coûte au moins 60 000 $.

Choix d'un programme d'exercices

En ce qui a trait aux exercices eux-mêmes, vous devriez faire établir un programme qui vous soit personnel, par quelqu'un qui s'y connaît. Pour obtenir un bon programme d'entraînement cardiovasculaire, vous n'avez pas besoin de délier les cordons de votre bourse pour devenir membre d'un club. Tout ce qu'il vous faut, c'est une paire de bonnes chaussures et un endroit pour marcher ou courir. La natation peut être préférable pour certaines personnes. D'autres préféreront une bicyclette stationnaire, en particulier l'hiver. Si c'est le cas, achetez-la chez un marchand réputé, où les vendeurs connaissent leur marchandise, et où vous aurez l'impression qu'on vous offrira un bon service après-vente si vous avez des problèmes. Essayez toutes les bicyclettes qui sont offertes. Envisagez l'achat d'une bicyclette dont le siège est muni d'un dossier. Ces bicyclettes sont très confortables, particulièrement si vous éprouvez des problèmes de dos, et elles sont silencieuses, ce qui vous permet de regarder la télévision ou d'écouter de la musique.

Aucun entraîneur digne de ce nom n'a encore mis au point un programme d'exercices qui ne requiert pas d'épisodes de réchauffement et de refroidissement. Le réchauffement sert à préparer vos muscles, votre coeur, vos poumons et les autres systèmes de l'organisme à l'entraînement qui suit. On devrait y consacrer de trois à cinq minutes et y inclure des rotations et des flexions du cou, des flexions latérales du tronc, des flexions souples et lentes du corps entier, où vous touchez vos orteils, des étirements effectués avec une serviette derrière vos épaules ainsi que des redressements en position debout que vous faites contre un mur.

Lorsqu'avec votre conseiller en conditionnement physique, vous aurez choisi un programme d'exercices en aérobie, on vous enseignera la manière de prendre votre pouls et l'on vous indiquera dans quelle mesure votre programme d'exercices doit élever votre rythme cardiaque au repos. De façon générale, vous pouvez calculer votre rythme cardiaque maximal en soustrayant votre âge du chiffre 220. Vos résultats devraient se situer quelque part entre 45 et 80 % de votre maximum prévu.

Par exemple, le rythme cardiaque maximum prévu d'un homme de 40 ans est de 180 (220 – 40), ce qui veut dire qu'il doit avoir pour objectif un pouls à l'exercice se situant de 81 à 144. La plupart des personnes s'entraîneront de façon à obtenir un résultat se situant de 65 à 80 % du pouls maximal, qui, dans le cas qui nous occupe, s'établit entre 117 et 144. Pour obtenir un effet positif sur votre conditionnement physique, vous devez vous exercer, dans les limites recommandées en ce qui concerne votre pouls, durant quatre périodes de 20 minutes ou trois périodes de 30 minutes par semaine. Il n'est pas nécessaire d'en faire davantage; cela pourrait même être dangereux (une trop grande

quantité de pratiquement n'importe quoi peut être dangereuse).
Vous n'améliorerez pas votre endurance si vous en faites moins,
bien que, selon certaines études, cela pourrait quand même vous
apporter des bénéfices au titre des risques de crise cardiaque
auxquels vous êtes exposé.

**Tableau 10.1 Dépenses caloriques approximatives pour
une personne de 70 kg**

Activité	Calories à la minute	Calories à l'heure
Course, 11,4 mph	21,6	1,300
Course 5,7 mph	12,0	720
Racquetball, squash	11,6	700
Ski de randonnée, 5 mph	11,6	700
Natation, crawl, 50 verges/minute	10,8	648
Ski (descente)	10,0	600
Monter des escaliers	9,8	590
Tennis (en simple)	9,0	540
Danse en aérobie (rapide)	8,5	510
Curling	8,0	480
Bicyclette, 10 mph	7,5	450
Jardinage, sarclage	5,6	336
Gymnastique	5,0	300
Natation, crawl 20 verges/minute	4,9	294
Marche, 3,5 mph	4,8	290
Danse en aérobie (lente)	4,1	246
Bowling	4,0	240
Travail de bureau	2,4	145
Sommeil	1,1	70

Le refroidissement est essentiel

Lorsque vous avez terminé, il est essentiel de prévoir une période
de refroidissement. Au plan cardiovasculaire, cette période peut
être la plus dangereuse. Si vous vous êtes exercé en position
debout ou assise, une grande partie de votre volume sanguin
peut s'être retrouvée à un niveau plus bas que le coeur. Cela est

dû à la gravité et au fait que l'exercice a amené une grande partie du sang à irriguer la musculature importante de vos jambes. Si vous décidez d'interrompre abruptement votre programme d'exercices, cette irrigation peut faire en sorte que votre coeur ou votre cerveau ne reçoive pas de sang en quantité suffisante; vous comprendrez que cela peut facilement amener des problèmes.

Ralentissez lentement. Les coureurs peuvent ralentir ou marcher; les marcheurs peuvent marcher moins vite, raccourcir leurs pas et balancer leurs bras avec moins d'amplitude. Les personnes qui font de la bicyclette stationnaire peuvent relâcher graduellement la tension et pédaler plus lentement. Les nageurs devraient réduire leur vitesse et ralentir le mouvement de leurs bras. Peu importe l'exercice que vous avez choisi de faire, vous devriez consacrer de cinq à dix minutes à une période de refroidissement.

En dernier lieu, vous ne devriez pas prendre de sauna, de bain tourbillon, de bain de vapeur ni de douche chaude immédiatement après avoir fait de l'exercice. Toutes ces activités amènent le sang à se retrouver à un seul endroit et peuvent accentuer les effets de l'exercice lui-même. Refroidissez-vous efficacement d'abord et, si vous avez des antécédents d'affections cardiaques, consultez votre médecin avant d'entrer dans une de ces «boîtes à sueur».

Certains programmes d'exercices établis par des professionnels peuvent contenir une phase en anaérobie. Ces phases comprennent des exercices au cours desquels nos muscles exigent plus d'oxygène que notre système respiratoire ne peut en fournir. Fait étrange, pour compenser, nos muscles passent à un mode différent de combustion de l'énergie, qui n'exige pas d'oxygène, à tout le moins pas au départ. Parmi les exercices en anaérobie, on retrouve le sprint et la nage sous l'eau. En tant qu'athlète novice, vous ne devez pas faire en sorte de manquer d'oxygène en participant à ces exercices. Comme vous pouvez facilement l'imaginer, ils peuvent se révéler dangereux.

Votre personnalité et votre coeur

Nous ne pouvons affirmer avec certitude que votre personnalité influe sur votre taux de cholestérol. Mais, selon un rapport publié il y a 30 ans, les personnes qui vivent intensément, auxquelles on a fini par attribuer une personnalité de type A étaient sept fois plus exposées à une affection cardiaque que les personnes de type B, beaucoup plus détendues.

Ce rapport a été publié environ dix ans après qu'on ait décrit pour la première fois en détail la «personnalité sujette aux affections coronariennes». Et, presque 40 ans avant cette description, Sir William Osler, père de la médecine moderne, avait suggéré l'existence d'un facteur psychologique dans l'apparition des crises cardiaques et de l'angine, cette douleur à la poitrine causée par une circulation sanguine inadéquate dans les artères du coeur..

Qu'est ce qu'une personnalité de type A? Il serait peut-être approprié de citer un des créateurs du terme, le docteur Meyer Friedman. Le coauteur de *Type A Behaviour and Your Heart*, le décrit comme «un complexe action-émotion caractéristique, qui se retrouve chez les personnes engagées de façon relativement chronique dans un combat pour obtenir de leur environnement et dans la plus courte période possible, un nombre illimité de choses et, au besoin, en dépit des forces d'opposition représentées par d'autres choses ou d'autres personnes dans le même environnement.»

Traits de caractère

L'auteur de ce livre, lui même une personnalité de type A, a déjà écrit un résumé plus terre à terre : «Pour les personnes de type B, nous semblons en général excessivement alerte, toujours sous le coup d'une urgence, dynamique et explosif en paroles. Nous travaillons de longues heures, prenons rarement des vacances et sommes excessifs et compulsifs concernant ce que nous faisons. Nous accaparons l'autorité, nous nous chargeons automatiquement de toutes les responsabilités et sommes peu enclins à les partager. Nous avons tendance à nous négliger et, lorsque nous avons des problèmes, qu'ils soient émotifs ou physiques, nous préférons les ignorer. Nous souffrons de dépressions périodiques, mais pour la plupart, ne le reconnaissons pas. Il nous est frustrant de faire des choses lentement ou une à la fois. Nous travaillons rapidement et n'avons que peu, voire pas du tout, de patience à l'égard de ceux qui ne suivent pas le mouvement. Comme nous avons souvent trois, quatre ou même des douzaines de choses à faire en même temps, nous apprenons à jongler. Arriver à tout faire à temps constitue pour nous une préoccupation de tous les jours, sinon de toute heure».

En regardant une personne de type A, vous pourriez voir des muscles faciaux tendus et, parfois, de la sueur sur leur front ou sur leur lèvre supérieure. Leur posture peut être rigide, et il peut y avoir des mouvements saccadés ou incoercibles des mains, des doigts, des poignets, des bras ou des jambes. Ils ont tendance à se percher sur le bout de leur siège, comme s'ils allaient sauter. En fait, c'est le rembourreur du docteur Friedman qui a remarqué pour la première fois le lien capital entre la cardiologie et le comportement. Lorsqu'on lui a demandé de recouvrir les chaises du bureau du médecin, il a remarqué que le tissu qui les recouvrait était particulièrement usé sur les bordures avant.

Les personnes de type A ont également tendance à être directes et têtues. Elles deviennent fâchées et hostiles si vous n'êtes pas d'accord avec elles et sont incapables de comprendre le «bon» point de vue. Et elles détestent être en situation d'attente. Elles souffrent d'une «maladie de la hâte» et ont en général un conjoint qui leur dit constamment de ralentir.

En résumé, les personnes de type A sont impatientes et recherchent le stress de la compétition. Celles de type B ne sont pas pressées, sont détendues et évitent le stress. Évidemment, il s'agit là des extrêmes. La personnalité de nombre de personnes se situe quelque part entre les deux, ou se déplace de l'une à l'autre selon les circonstances.

Association entre la personnalité et les affections cardiaques

Bien que les personnes de type A soient volontaires et dynamiques, une enquête a déjà révélé que, fait étonnant, un plus grand nombre d'entreprises majeures aux États Unis étaient dirigées par des personnes de type B, lentes et constantes. Ce résultat ne veut pas certainement dire que les personnes de type A ne réussissent pas; leur vie leur apporte souvent bonheur et satisfaction. Et leur tendance à l'accomplissement extrême peut comporter des avantages inattendus.

Par exemple, selon une étude récente, les personnalités de type A présentent, douze ans après leur première crise cardiaque, un risque inférieur et un taux de décès plus bas, ce qui donne à penser qu'à la suite d'une telle menace pour leur vie, elles axaient leur nature compulsive et leurs tendances outrées pour la réalisation à changer leur mode de vie et à se conformer au traitement médical.

Mais lorsqu'on considère l'ensemble des études et des opinions médicales, l'association entre les affections cardiaques et le comportement de type A n'est pas nettement définie. Cela est compréhensible; le plan d'étude fait partie de la difficulté liée à toute recherche des facteurs de risque. On peut toujours le critiquer. Nous ne pouvons donc nous attendre à ce qu'il y ait une relation toute simple entre le type A et les affections cardiaques. Si le groupe de type A était divisé en sous-groupes, nous pourrions très bien découvrir que certains groupes sont nettement plus susceptibles de subir des crises cardiaques que d'autres. Certains sous-groupes pourraient même présenter un risque inférieur à la moyenne.

On a découvert un phénomène comparable lorsqu'on a étudié le cholestérol. Un cholestérol total élevé accroît le risque d'affections cardiaques. Les cholestérols LDL et HDL sont des sous-groupes du cholestérol total, et on a découvert que si le taux de LDL est élevé, le risque l'est encore plus; mais si le HDL est élevé, le risque d'affections cardiaques est plus bas.

Certaines recherches préliminaires sur les personnes de type A semblent indiquer que la colère et l'hostilité sont les éléments les plus étroitement liés aux affections coronariennes. De plus, les personnes qui ont tendance à retenir leur colère peuvent rendre un bien mauvais service à leurs artères coronaires.

Du fait que les affections cardiaques entraînent environ la moitié des décès dans le monde occidental, vous pourriez penser que des mesures sont entreprises pour identifier les personnes de type A, d'autant plus que certains spécialistes considèrent ce type de personnalité comme un facteur de risque aussi important que l'hypertension, le tabagisme et un taux élevé de cholestérol. Eh bien, il peut y avoir une clinique de comportement de type A quelque part au Canada; il peut y avoir des médecins dont la spécialité est de convertir les personnalités A en personnalités B. Mais s'il y en a, ils sont pratiquement invisibles.

Même si une recension de la documentation scientifique sur la personnalité et les affections cardiaques prouve clairement la relation entre ces deux éléments, on ne connaît pas exactement la nature de cette relation et la façon de la diagnostiquer. Nous ne pouvons qu'espérer que cette situation s'améliorera sous peu. Après tout, cette relation a été soupçonnée pour la première fois il y des dizaines d'années; l'identification et la modification des facteurs de risque est à la base même de la médecine préventive.

Ce qu'il peut arriver aux personnes de type A

Une personnalité de type A peut déboucher sur de nombreux problèmes. Le fait de jongler frénétiquement avec l'«ordre de priorité» peut en bout de ligne se révéler improductif. Un épuisement professionnel peut se produire, avec son cortège de fatigue, de retrait, de cynisme, de trous de mémoire et de difficultés de concentration. Il peut se produire avant que la personne de type A réalise que son combat constant avec le monde n'en vaut pas le prix. Évidemment, la famille, les amis, les collègues et les associés doivent également en payer le prix.

Ce qui est malheureux, c'est que nombre de personnes de type A ne réalisent pas à quel point le prix est élevé avant de subir leur première crise cardiaque. Ce qui est plus malheureux encore, c'est que certaines personnes de type A ne le réalisent jamais, parce qu'elles ne survivent pas à leur première crise cardiaque. Plus fortunées sont celles qui savent qu'elles sont de type A et qui font quelques efforts pour changer avant qu'un événement catastrophique ne se produise.

La façon de modifier sa personnalité est un sujet dont l'envergure dépasse la portée du présent ouvrage. Si vous êtes de type A, parlez-en à votre médecin, qui peut vous adresser à un psychologue, à un psychiatre ou à un autre conseiller qui vous aidera à apprendre comment être davantage de type B. Faites-le maintenant si vous voulez vous assurer qu'il y aura un lendemain.

Autres genres de stress

Bien qu'il n'existe aucune relation certaine entre le stress et le taux élevé de cholestérol, plusieurs études ont montré que des émotions déplaisantes ressenties durant longtemps semblent être liées aux affections coronariennes. Ces états émotifs négatifs comprennent l'anxiété, la dépression, la colère et l'insatisfaction face à la vie en général. Le lien pourrait résulter d'une activité accrue du système nerveux autonome ou d'une augmentation du taux sanguin d'acides gras. Il peut également être dû à une suralimentation, à une consommation excessive de tabac ou à d'autres compensations que nombre de personnes utilisent pour tenter d'étouffer la douleur émotive.

Il ne fait pas de doute que l'incertitude et la peur de la douleur physique et psychologique peut influer sur notre pression sanguine. L'hypertension est de deux à quatre fois plus fréquente chez les contrôleurs aériens, qui doivent, dans leur travail, faire face à la possibilité d'événements imprévus et d'accidents tragiques.

Les études qui relient le stress en général aux affections cardiaques en particulier sont extrêmement rares. Toutefois, une étude bien connue établit un lien entre les changements – tant heureux que malheureux – dans la vie d'une personne et un risque accru de maladies ou de décès en raison de toutes causes, y compris de crise cardiaque. Cela ne veut pas dire que le changement soit une mauvaise chose, mais plutôt qu'une accumulation de nombreux changements sur une courte période peut provoquer l'apparition de problèmes physiques ou émotifs.

Cela n'est pas si surprenant; selon toute logique, quiconque subit changement après changement subit également beaucoup de stress. Une personne peut ne subir que des changements négatifs : congédiement, divorce, blessure, deuil et faillite en l'espace d'une seule année, par exemple. Une autre personne peut voir sa vie changer de façon uniquement positive : déménagement dans une nouvelle maison, mariage et naissance d'un bébé, début d'une nouvelle carrière ou d'un nouveau travail, gain à la loterie et vacances inoubliables.

Mais qu'ils soient bons ou mauvais, des changements comme ceux-là, lorsqu'ils se suivent trop rapidement, nous imposent un stress très important. Et si nous n'avons aucune maîtrise sur les changements, ou que nous n'avons pas appris comment y faire face, nous pourrions bien devoir affronter des problèmes. Des liens familiaux, sociaux et sentimentaux peu satisfaisants peuvent également se révéler des facteurs de risque.

Comment maîtriser le stress

En quantité modérée, le stress est bon. Il nous garde en éveil et nous fait fournir notre meilleur rendement. Lorsque nous n'avons pas assez de stress, nous pouvons devenir apathique, irritable, démotivé, ennuyé et ennuyeux. Évidemment, trop de stress peut nous rendre malade, nous faire vieillir avant l'âge et même nous tuer.

Les symptômes d'un surplus de stress, quelle qu'en soit leur cause, comprennent une incapacité de dormir lorsqu'on le veut ou qu'on le devrait, des pensées confuses et de l'indécision (cela nous prend deux fois plus de temps pour faire quelque chose), une mauvaise mémoire, un retrait et de l'isolement, un appétit accru ou une perte d'appétit, une consommation excessive d'alcool et l'incapacité de voir les choses dans une juste perspective. Les événements importants peuvent ne nous laisser aucune impression, alors que les petits inconvénients nous font réagir avec excès.

Dans ce cas, il est plus difficile de maintenir un équilibre que d'équilibrer son alimentation, même si l'adoption de bonnes habitudes à ce titre ne nuirait certainement pas. De même, un programme d'exercices suivi, que vous aimez et pouvez maintenir, vous aidera certainement. Selon la situation, vous pourriez également adopter une ou plusieurs des mesures suivantes :

- Suivre des cours de relaxation et essayer de dormir durant un nombre d'heures régulier.
- Cesser de fumer et réduire votre consommation d'alcool et de caféine.
- Raviver toute relation familiale ou sociale que vous avez laissé se flétrir.
- Varier vos sources de stress; par exemple, interrompre votre travail pour faire une série d'exercices exigeants.
- Consulter un conseiller matrimonial ou familial.
- Trouver du travail ou une carrière qui vous convient mieux et ainsi changer de patron.
- Suivre des cours pour apprendre à vous assumer.
- Faire une liste de vos objectifs dans la vie et décider si vous devez vraiment tous les atteindre.
- Faire en sorte que les personnes qui sont dans la même situation que vous partagent votre stress.
- Prendre du temps pour vous même; vous accorder des récompenses.
- Vous joindre à un groupe d'entraide qui offre un soutien mutuel pour les personnes qui ont les mêmes problèmes que vous, et lire tout ce que vous pouvez sur le sujet.
- Si un tel groupe n'existe pas (pour les invétérés du travail, par exemple), fondez-en un vous-même. Plusieurs villes canadiennes disposent de centres d'entraide pour vous aider à le faire; la plupart des autres villes ont des organismes sociaux qui seront heureux de vous aider.

Cette liste de stratégies pour faire face au stress est loin d'être exhaustive, mais c'est à tout le moins un commencement. Faire une liste, c'est facile. Mais si vous décidez de ne rien faire à propos de votre situation, vous faites en sorte de devenir une victime. Vous serez à la merci de toute partie de votre organisme ou de votre esprit que le stress choisit d'attaquer.

Résumé

1. La plupart des problèmes de poids ne sont pas liés à des problèmes hormonaux, mais peuvent être causés par des troubles de comportement.
2. On dispose de suffisamment de données circonstancielles pour affirmer que la pratique régulière d'exercices en aérobie est bénéfique pour votre coeur, vos poumons et votre bien-être.
3. Pour plus de sécurité, consultez votre médecin avant de commencer un programme d'exercices, et recourez à un expert pour établir ce programme.
4.. Bien que certains aspects du comportement de type A semblent être liés aux affections coronariennes, on peut modifier ce comportement avant qu'il ne soit trop tard.
5. Le stress se révèle particulièrement dangereux pour notre santé lorsque nous n'avons pas appris comment y faire face.

11

Traitement médicamenteux

Dans la plupart des cas, on ne prescrit pas de médicament à un malade dont le taux de lipides est élevé avant qu'il ait essayé un programme d'exercices et une diète visant à abaisser la lipémie durant au moins six mois. Et une fois le traitement médicamenteux instauré, les médecins recommandent toujours que le malade continue à suivre sa diète et son programme d'exercices.

Il semble que d'autres malades ne prennent tout simplement pas soin de leur santé. Même après avoir subi une crise cardiaque, certains d'entre eux continuent à fumer et ne font pas attention à ce qu'ils mangent. Même si les puristes pourraient prétendre que les gens qui ne s'aident pas ne méritent pas d'être traités, la déontologie exige qu'on leur donne le choix de prendre des médicaments qui réduisent leur taux de lipides.

Une fois la décision de prescrire des médicaments prise, il ne suffit plus pour un médecin de remettre une prescription et de dire : «Prenez ceci. Revenez me voir dans trois mois.» Les médicaments coûtent cher, et ils peuvent être dangereux. Le médecin devrait vous décrire l'action du médicament et ses effets secondaires ainsi que vous faire part des données existantes donnant à croire qu'un médicament aura d'autres effets bénéfiques en plus de réduire les lipides sanguins. Nombre des médicaments disponibles y arrivent assez bien, mais on n'a pas encore réussi à montrer qu'ils sont associés à une réduction des maladies cardiaques et des décès.

On ne doit pas considérer la liste suivante de médicaments couramment disponibles comme une parole d'évangile. Parce que certains de ces médicaments sont nouveaux, ceux qui sont le plus prescrits aujourd'hui (médicaments de choix) peuvent être totalement désuets au moment où vous lirez le présent livre. Pour être sûr d'obtenir l'information la plus récente, discutez de votre prescription avec votre médecin ou, si cela est impossible, avec votre pharmacien. Si ni l'un ni l'autre ne veut répondre à vos questions, trouvez quelqu'un qui le fera.

Adsorbant des acides biliaires

À l'heure actuelle, les médicaments de choix pour traiter les personnes dont les taux de cholestérol LDL sont élevés sont les adsorbants des acides biliaires. Les deux médicaments qui sont disponibles portent le nom générique de cholestyramine et colestipol; leurs marques de commerce sont Questran et Colestid. Pour vous aider à comprendre leur mode d'action, voici un bref exposé sur la façon dont agit la bile.

Détergent utilisé pour nous aider à absorber les graisses, la bile est sécrétée par le foie et est entreposée dans la vésicule biliaire jusqu'à ce que nous mangions un repas contenant du gras. À ce moment-là, une hormone provoque la contraction de la vésicule biliaire, ce qui pousse la bile et ses acides biliaires contenant du cholestérol dans le conduit biliaire et dans la première partie de l'intestin grêle. Là, la bile se mélange aux aliments à demi digérés et aide à absorber des graisses. Certains acides biliaires sont eux-mêmes réabsorbés dans la circulation sanguine, où ils sont transportés vers le foie en même temps que les graisses. Lorsqu'ils sont dans le foie, le cycle recommence. Comme les acides biliaires circulent du foie vers l'intestin vers le foie, le processus s'appelle «circulation entérohépatique».

Les adsorbants des acides biliaires se fixent aux acides dans l'intestin et empêchent certains de ces acides d'être réabsorbés dans l'organisme. Essentiellement, ils interrompent la circulation entérohépatique. Comme il y a moins d'acides biliaires qui retournent au foie, celui ci est forcé d'en produire davantage pour compenser la perte. Cette production accrue – et elle peut s'accroître jusqu'à dix fois – amène le foie à utiliser le cholestérol pour fabriquer les acides biliaires.

Le foie produit davantage de cholestérol, mais enlève également davantage de cholestérol LDL du sang. Cela se traduit par une chute des taux de LDL de l'ordre de 20 à 35 %. Le cholestérol total peut chuter de 15 à 20 %, et les HDL, s'accroître de 2 à 5 %. Les acides biliaires liés aux adsorbants sont excrétés de l'organisme dans les selles.

Les deux médicaments sont offerts sous forme de poudre; quatre grammes de cholestyramine sont équivalents à cinq grammes de colestipol. (Il peut être moins onéreux de les acheter en vrac qu'en paquets individuels; à l'heure actuelle, seule la cholestyramine est disponible en vrac au Canada.) On les mélange à de l'eau, à du jus ou à d'autres liquides et on les prend en général deux fois par jour, 30 minutes avant les deux repas les plus importants. Pour la première semaine, certains médecins suggèrent de commencer le traitement avec une cuillerée ou un paquet avant ou après le repas du soir seulement. Cela est dû au fait que certains malades ressentent des gonflements ou des nausées qui pourraient être pires s'ils commençaient le traitement avec une dose plus élevée. Toutefois, la plupart des malades s'habituent au traitement très rapidement, et ses effets secondaires ennuyeux disparaissent en général d'eux-mêmes.

Vous allez constater que ces médicaments ne se dissolvent pas entièrement dans le liquide; quel que soit le liquide auquel vous les mélangez, vous boirez de petites particules. C'est la raison pour laquelle certaines personnes passent le liquide au mélangeur pour en améliorer la consistance et la saveur. On devrait laisser reposer la boisson durant quelques minutes après l'avoir mélangée, de façon à ce que toutes les particules aient bien été intégrées. Ensuite, remuer avec une cuillère et boire.

Après un mois de traitement, vous devriez faire mesurer vos lipides sanguins. S'ils sont encore élevés, on pourra accroître la dose jusqu'à six paquets ou cuillerées par jour. Comme il n'y a aucune urgence, il est raisonnable d'accroître la dose de un paquet ou une cuillerée par mois.

Effets secondaires des adsorbants des acides biliaires

Après les gonflements et les nausées temporaires, l'effet secondaire le plus courant est la constipation. Vous pouvez y remédier en augmentant votre consommation de liquide ou en mangeant plus de fibres, ce que vous devriez faire de toute façon. Quelquefois, il peut être nécessaire de recourir à un produit pour ramollir les selles.

Comme ces médicaments ne sont pas absorbés par votre organisme, ils ne produisent aucun effet secondaire interne grave. Ils sont commercialisés depuis un temps assez long, et l'on considère en général qu'ils ne présentent pas de problème pour un usage prolongé. En fait, ils sont sans danger même pour les enfants et les femmes enceintes. Fait beaucoup plus important, on a prouvé qu'ils sont efficaces pour prévenir les affections coronariennes.

Toutefois, les adsorbants des acides biliaires peuvent retarder ou empêcher l'absorption de certains médicaments comme la digitoxine, la thyroxine, le phénobarbital, la tétracycline, le phénylbutazone et de certains anticoagulants comme la coumadine et la warfarine. Alors, si vous devez prendre ces médicaments ou tout autre, faites-le au moins une heure avant de prendre l'adsorbant, ou quatre heures après.

Niacine (acide nicotinique ou vitamine B_3)

L'acide nicotinique, qui est une des vitamines du complexe B, a été isolé du tabac en 1867. Nombre d'années plus tard, les médecins ont réalisé que lorsque cet acide n'est pas présent en quantités suffisantes dans l'organisme, il se produisait une carence vitaminique appelée pellagre. Le nom acide nicotinique a été changé en niacine pour éviter toute confusion avec la nicotine.

La pellagre se caractérise par les quatre D : dermatite (irritation cutanée), diarrhée, dépression et décès. Nous obtenons généralement la niacine dont nous avons besoin dans les aliments ou par la conversion par l'organisme d'une des composantes fondamentales des protéines, c'est-à-dire l'acide aminé appelé tryptophane. Il faut 60 mg de tryptophane à notre organisme pour fabriquer 1 mg de niacine. Parmi les bonnes sources alimentaires qui nous fournissent ces deux éléments, on retrouve le lait, les oeufs, la viande, la volaille, le poisson et d'autres aliments protéinés, le grain entier et les pains enrichis, les céréales et les noix.

Pour se maintenir en bonne santé et prévenir la pellagre, il faut à la femme moyenne 13 mg de niacine par jour, et à l'homme moyen, 18 mg. Mais pour réduire des taux élevés de VLDL et de LDL, il en faut de 1 000 à 7 000 mg (de un à sept grammes) par jour. Comme la niacine est utilisée en mégadoses pour traiter une affection plutôt qu'une carence vitaminique, elle est maintenant classée comme un médicament. Même si elle est encore offerte en vente libre et que vous pouvez l'obtenir sans ordonnance, personne ne devrait prendre de la niacine à doses aussi fortes sans d'abord en parler à son médecin. Il ne faut pas la confondre avec la nicotinamide ou l'acheter en combinaison avec d'autres vitamines du complexe B; ni les unes ni les autres ne sont utiles pour réduire la lipémie; si votre médecin vous a dit de prendre de la niacine pour remédier à votre problème de lipides, sachez que vous prenez un médicament et non pas un supplément vitaminique. Il faut le prendre avec soin et ne pas dépasser la dose recommandée par votre médecin.

La niacine est très efficace pour réduire les taux de lipides. Le cholestérol total peut chuter de 20 %, le LDL de 25 %, et les triglycérides, de plus de 40 %. Le HDL peut s'élever de 20 %, ce qui peut se révéler particulièrement significatif. Certaines personnes qui subissent des crises cardiaques ont des taux de cholestérol total relativement normaux, mais leurs concentrations de HDL sont basses. On a montré que la niacine, au même titre que les adsorbants des acides biliaires, préviennent les affections cardiaques et les décès reliés aux crises cardiaques. La niacine abaisse probablement le taux de lipides en réduisant la production d'acides gras des cellules ainsi que la production de lipoprotéines du foie.

Effets secondaires de la niacine

Malheureusement, la niacine n'est pas le médicament parfait. Les effets secondaires sont si fréquents que près de 40 % des personnes qui prennent ce médicament interrompent le traitement. Elles ne peuvent tout simplement pas tolérer le médicament aux doses qui sont suffisamment élevées pour réduire leur lipémie et accroître leur taux de HDL.

Les rougeurs de la peau sont l'effet secondaire le plus courant. Le malade devrait éviter de consommer de l'alcool, de la caféine (café, thé, chocolat, boissons au cola) et des aliments épicés parce qu'ils peuvent accentuer les rougeurs. Il peut être également utile de prendre la niacine avec ou après les repas. (Une préparation à libération lente, qui n'est pas disponible au Canada, peut réduire les rougeurs, mais est susceptible de causer davantage d'effets secondaires liés au foie et aux intestins en plus de ne pas réduire la lipémie de façon aussi efficace.) On peut également prévenir les rougeurs en prenant la moitié d'une dose d'AAS pour adulte, 30 minutes avant de prendre la niacine.

La plupart des médecins entreprennent le traitement à la niacine de façon graduelle. Certains préfèrent commencer le traitement avec des comprimés de 100 mg, trois fois par jour, durant la première semaine. On effectue ensuite un test sanguin pour voir les effets de ce traitement sur la lipémie, sur la fonction hépatique et sur les taux d'acide urique; on augmentera la dose au besoin. D'autres médecins commencent le traitement avec des doses de 500 mg prises au souper durant trois jours. Si les effets secondaires ne sont pas trop importants, on ajoute ensuite une dose de 500 mg prise au dîner durant les trois jours suivants. Si ce traitement est toléré, on ajoutera encore 500 mg au déjeuner. On effectue ensuite des tests sanguins et on rajuste la dose en conséquence.

Les rougeurs devraient devenir tolérables après deux semaines de traitement à une dose particulière. Toutefois, si vous oubliez de prendre votre niacine pendant quelques jours à peine, les rougeurs réapparaîtront lorsque vous recommencerez à prendre le médicament. des doses supérieures à 2 000 mg (2 grammes) par jour, il peut se produire une irritation du foie, qui peut être confirmée par un test sanguin servant à mesurer la concentration d'enzymes dans le foie. Des élévations légères du taux d'acide urique peuvent théoriquement provoquer une attaque de goutte ou, très rarement, un calcul rénal d'acide urique. On remarque également en de rares occasions une élévation de la glycémie.

Une vision embrouillée et d'autres troubles visuels se produisent rarement, mais si c'est le cas, il faut consulter un médecin immédiatement et interrompre de façon permanente le traitement à la niacine. Des brûlures d'estomac pourraient constituer une autre raison pour voir un médecin; la niacine peut être associée à la réapparition d'ulcères gastro-duodénaux.

En résumé, la niacine peut être dangereuse à doses élevées. Chaque personne qui en prend à ces doses devrait faire l'objet d'une surveillance médicale périodique, y compris des tests sanguins.

Lovastatine (Mevacor)

Médicament relativement nouveau, la lovastatine est bien tolérée par environ 98 % de la population. Et elle présente l'avantage de se prendre en dose quotidienne unique pour nombre de patients.

Elle provoque un abaissement de 18 à 34 % du taux de cholestérol, de 19 à 39 % du taux de LDL et accroît celui de HDL de 3 à 13 %. Par conséquent, au même titre que la niacine, elle a des effets très positifs sur votre lipémie.

La lovastatine agit en provoquant une inhibition de l'enzyme qui contrôle la vitesse de l'étape la plus lente de la production de cholestérol dans le foie. De plus, elle semble favoriser la destruction du cholestérol LDL dans le foie. La dose d'attaque et d'entretien ordinaire est de 20 mg, prise au repas du soir. Si la dose doit être augmentée, elle le sera jusqu'à 80 mg par jour, dont la moitié peut être prise au déjeuner. Les effets secondaires déplaisants sont nettement moins fréquents que ceux de la niacine ou de la cholestyramine et, parce qu'elle est offerte sous forme de comprimés, la lovastatine n'a pas detexture déplaisante comme les poudres. Tous ces facteurs pourraient bien faire de la lovastatine le médicament le plus populaire pour abaisser le taux de cholestérol.

Effets secondaires de la lovastatine

De nouvelles données cliniques pourraient limiter la popularité de la lovastatine. Parce que c'est un médicament plutôt récent, la plupart des informations relatives aux effets secondaires sont fondées sur des études datant de six ans ou moins. Nous avons besoin d'en savoir plus sur les effets secondaires à long terme qu'elle pourrait induire. On obtiendra ces données à mesure que les personnes qui prennent le médicament depuis les premières études continueront de le prendre.

De plus, on n'a pas encore montré que la lovastatine réduit la fréquence d'artériosclérose, d'affections coronariennes, de crises cardiaques ni de décès connexes. En théorie, tout médicament qui abaisse le taux de «mauvais» cholestérol et augmente le taux de «bon» cholestérol HDL devrait réduire les risques d'une personne de contracter ces affections. Cependant, en ce qui concerne la lovastatine, aucune étude n'a pu encore fournir de preuves à cet égard. Même si un puriste recommandait l'usage de la cholestyramine et de la niacine en se fondant sur ces considérations, ce ne serait pas lui qui serait personnellement soumis aux effets secondaires de ces médicaments.

Parmi les personnes qui ne devraient pas prendre de lovastatine, on retrouve les femmes qui pourraient devenir enceintes, ainsi que toutes les personnes qui prennent des médicaments comme la cyclosporine, les corticostéroïdes et les anticoagulants. En outre, les personnes qui prennent du gemfibrozil (Lopid) ainsi que des doses de niacine (acide nicotinique) en vue d'abaisser leur lipémie devraient éviter de prendre en même temps de la lovastatine, parce qu'il peut s'ensuivre des interactions médicamenteuses. Par ailleurs, les personnes qui souffrent d'une affection hépatique doivent éviter de prendre ce médicament. Les effets secondaires possibles comprennent des douleurs musculaires, des crampes musculaires, de la fatigue, de la faiblesse, de la fièvre et une vision trouble. D'autres effets secondaires occasionnels peuvent se manifester, dont la douleur abdominale, la constipation, la diarrhée, la nausée, les maux de tête, les étourdissements et les irritations cutanées.

Si l'on vous a prescrit de la lovastatine, vous devriez recevoir et lire le feuillet d'informations préparé par le fabricant et destiné au patient, et en discuter avec votre médecin. Vous devriez faire l'objet d'un suivi médical régulier et de tests sanguins périodiques. Vous devriez également consulter un spécialiste des yeux avant de commencer le traitement, et une fois l'an par la suite.

Probucol (Lorelco)

Bien que l'on sache que le probucol réduit le cholestérol total et le cholestérol LDL chez l'être humain, on ne connaît pas son mode d'action. Des tests effectués sur les lapins ont montré que le médicament amène des changements du cholestérol LDL, ce qui provoque son élimination plus rapide du sang. Chez certaines personnes, le probucol provoque une réduction du cholestérol total de l'ordre de 15 à 20 % tout en abaissant en même temps le LDL de près de 20 %. Chez d'autres personnes, toutefois, il ne réduit pas le cholestérol de façon aussi marquée.

On s'inquiète du fait que le probucol réduit le bon cholestérol HDL, mais on ne connaît pas clairement la signification de cet effet. Il serait sage de procéder, chez les personnes qui prennent ce médicament, à une surveillance périodique des taux de cholestérol total, HDL et LDL. Si l'effet de réduction du LDL est seulement temporaire, vous devrez envisager d'interrompre le traitement, spécialement s'il a provoqué une réduction marquée des taux de HDL. Peu importe le traitement dont vous faites l'objet pour réduire votre lipémie, une surveillance périodique et une évaluation médicale compétente sont nécessaires.

Effets secondaires du probucol

La dose habituelle est de 500 mg par jour. Les effets secondaires sont généralement minimes et comprennent de la diarrhée, des gaz, des douleurs abdominales et des nausées. Avant de prendre ce médicament, vous devriez vous soumettre à un électrocardiogramme (ECG), et peut-être en obtenir un autre après une certaine période de traitement. Bien que le probucol cause des modifications au cardiogramme de certaines personnes, aucun problème n'a été associé à ces modifications. Néanmoins, les personnes qui présentent des anomalies certaines à l'ECG ne devraient pas prendre ce médicament.

Une fois dans votre organisme, le probucol est entreposé dans vos cellules adipeuses. L'effet de réduction du cholestérol peut se poursuivre durant de nombreuses semaines après l'interruption du traitement, à mesure que le médicament entreposé dans vos cellules adipeuses rentre dans votre circulation sanguine. Par conséquent, ce n'est pas le médicament idéal si vous êtes une femme en âge d'avoir des enfants, à moins que vous n'utilisiez une méthode de contyrption efficace.

D thyroxine (Choloxin)

L'hormone thyroïdienne naturelle s'appelle L-thyroxine. La D-thyroxine pourrait être apparentée à une réplique de cette hormone. Elle peut abaisser le cholestérol d'environ 20 %. Elle abaisse le LDL en stimulant des récepteurs situés dans le foie, ce qui se traduit par une élimination accrue du LDL dans le sang; mais elle n'influe pas sur les triglycérides ni sur les HDL.

La posologie habituelle est de 1 à 2 mg par jour durant un mois, après quoi on procède à une mesure de votre taux de lipides. Si l'effet désiré n'est pas obtenu, la dose peut être augmentée de 1 à 2 mg tous les mois, jusqu'à un maximum de 8 mg par jour. À doses élevées, la D-thyroxine peut aggraver ou entraîner l'apparition de symptômes d'angine, qui se traduisent par une douleur à la poitrine. Par conséquent, la D-thyroxine n'est pas recommandée pour les personnes souffrant d'affections coronariennes reconnues ni pour les personnes plus âgées qui pourraient souffrir d'affections cardiaques non diagnostiquées.

Bien que son effet hormonal soit loin d'être aussi puissant que celui de la L-thyroxine, ce médicament possède quand même une certaine action. Et cela peut causer des effets secondaires comme la transpiration, la nervosité, le tremblement, des problèmes de sommeil et un pouls rapide. C'est pourquoi il est généralement prescrit à des personnes jeunes dont les taux de cholestérol sont élevés, mais qui ne présentent pas d'autres problèmes de santé. Et encore, on ne le prescrit qu'après que le régime, l'exercice et certains des autres médicaments décrits ici n'ont pas permis de maîtriser le problème.

Clofibrate (Atromide-S)

Dans le cadre d'une étude effectuée par l'Organisation mondiale de la santé, l'utilisation de clofibrate a résulté en un nombre réduit de crises cardiaques non fatales. Mais le clofibrate n'a pas semblé prévenir les décès causés par les crises cardiaques, et on a remarqué un taux accru de décès liés à d'autres causes. Certains d'entre eux étaient attribuables à des cancers; d'autres, à des complications liées à la présence de calculs biliaires. (On sait que le clofibrate accroît le risque de formation de calculs biliaires.) Ce médicament agit principalement sur les triglycérides. Il peut en réduire le taux de 40 %. Il réduit la concentration de VLDL (lipoprotéine de très faible densité) en une période allant de deux à cinq jours. Dans la plupart des cas, on observe également une chute du cholestérol total et des LDL. Toutefois, chez certaines personnes, les concentrations de LDL ne changent pas de manière significative, et chez d'autres, elles augmentent. Dans l'ensemble, il s'agit d'un médicament dont on peut envisager l'utilisation uniquement si les taux de triglycérides sont très élevés, et que les autres traitements ont échoué.

Gemfibrozil (Lopid)

Sur le modèle du clofibrate, les chimistes ont créé environ 8 700 autres composés et ont effectué des épreuves pour déterminer leurs propriétés de réduction des lipides. Le gemfibrozil, créé en 1968, s'est révélé le plus efficace et le plus sûr d'entre eux.

Parce qu'il agit principalement sur les VLDL riches en

triglycérides, il ne s'agit pas d'un médicament de premier choix pour les personnes dont le problème principal réside dans un taux de cholestérol ou de LDL élevé. Il peut accroître la concentration de LDL chez certaines personnes dont les triglycérides sont élevés; il est donc important qu'on surveille régulièrement les concentrations de LDL. Si ces dernières s'élèvent, on peut y remédier en ajoutant au traitement un adsorbant des acides biliaires. Toutefois, le gemfibrozil possède l'avantage d'augmenter les concentrations de «bon» HDL chez la plupart des personnes qui le prennent.

Parmi les effets secondaires, on retrouve des nausées légères, de la diarrhée et des maux d'estomac chez environ 5 % des malades. Des douleurs musculaires et des éruptions cutanées peuvent également se produire, ainsi qu'un risque accru de formation de calculs biliaires. Il est rare que l'on remarque une augmentation de la glycémie, mais on doit en tenir compte dans le cas des diabétiques.

Tableau 11.1 Effets de médicaments sur les lipides sanguins[1]

Médicaments	Dose	HDL	Triglycérides
Cholestyramine (Questran)	De 12 à 24 g	Aucun effet ou augmentation	Aucun effet ou augmentation
Colestipol (Colestide)	De 15 à 30 g	Aucun effet ou augmentation	Aucun effet ou augmentation
Niacine ou acide nicotinique	De 1,5 à 6,0 g	Augmentation	Diminution
Lovastatine (Mevacor)	De 20 à 80 mg	Aucun effet ou augmentation	Aucun effet ou diminution
Probucol (Lorelco)	De 500 à 1000 mg	Diminution	Aucun effet
D-thyroxine (Choloxin)	De 2 à 6 mg	Aucun effet	Aucun effet
Clofibrate (Atromid-S)	De 1 à 2 g	Aucun effet ou augmentation	Diminution
Gemfibrozil (Lopid)	De 600 à 1200 mg	Augmentation	Diminution

[1] Chacun de ces médicaments réduit le taux de cholestérol total et de cholestérol LDL

Côté avantages, l'étude Helsinki a montré que le gemfibrozil présentait moins d'effets secondaires que les adsorbants des acides biliaires, que l'acide nicotinique ou que le clofibrate. Et, ce qui est le plus important, il s'est révélé efficace dans la réduction des affections coronariennes. En plus d'abaisser la lipémie, ce médicament offre donc des effets bénéfiques démontrés. Il est également clair cependant que ce médicament ne convient pas à tout le monde.

Résumé

Malgré le nombre de médicaments qui réduisent efficacement la lipémie, il est évident qu'on n'a pas encore mis au point le médicament parfait. Chacun des médicaments décrits ici présente des caractéristiques parfois intéressantes et parfois nuisibles. Tous les médicaments influent sur le taux de lipides sanguins (voir Tableau 11.1), mais la cholestyramine, le colestipol, l'acide nicotinique et le gemfibrozil se sont révélés efficaces dans la réduction des crises cardiaques, tant fatales que non fatales. On possède même des données permettant de croire que certains de ces médicaments peuvent retarder l'apparition d'athérosclérose et même, dans certains cas, remédier à une affection existante des artères coronaires. En théorie, toutefois, moins de 5 % des personnes souffrant d'hyperlipidémie devraient faire l'objet d'un traitement médicamenteux. En pratique, les régimes provinciaux d'assurance-maladie payent rarement le counseling professionnel sur l'alimentation, à moins qu'il soit fait en clinique ou à l'hôpital. Il y a également un manque d'enseignement adéquat de la nutrition aux niveaux élémentaire, secondaire et universitaire, et cela comprend les écoles de médecine.

En dépit de cela, aucun médecin responsable ne devrait rédiger tout de go une prescription de médicaments pour réduire la lipémie. Aucun malade intelligent ne devrait recourir aux médicaments avant d'avoir d'abord reçu des informations sur un traitement faisant appel à des modifications de l'alimentation et à l'exercice. Si vous présentez un taux de cholestérol élevé, vous devriez pouvoir obtenir un rendez-vous avec un nutritionniste qui connaît les problèmes lipidiques, même si ces nutritionnistes sont plutôt rares.

12

Les points fondamentaux

Nous vous avons demandé d'apporter certains changements significatifs à votre mode de vie. Mais vous voulez des preuves qu'il existe *effectivement* une relation entre le cholestérol sanguin et les affections cardiaques. Comme vous êtes une personne intelligente, vous voudrez des preuves scientifiques provenant de sources diverses et de différents genres d'études. Vous accepterez avec certaines réserves des résultats provenant d'études chez les animaux, mais vous exigerez des preuves provenant d'études chez l'être humain. Eh bien, les voici.

Nous n'entrerons pas dans la déontologie régissant les expériences chez l'animal; nous nous contenterons de reconnaître le fait qu'on effectue ces dernières lorsqu'il est trop risqué de le faire chez l'être humain.

Il n'est pas surprenant que les singes fassent de bons sujets d'expérience. Il se forme dans les artères de certains de nos semblables arboricoles des plaques athéroscléreuses et des épaisissements très semblables aux nôtres. Si l'on nourrit des singes rhésus avec une diète typiquement nord-américaine, c'est-à-dire riche en graisses, en protéines et en sucres, leur cholestérol sanguin s'élèvera, et il se formera de l'athérosclérose marquée.

Toutefois, lorsqu'on les nourrit avec une diète plus prudente, c'est-à-dire moins riche en graisses, en graisses saturées et en cholestérol, l'athérosclérose est moins fréquente et marquée.

Bien que peu d'entre nous clameraient leur fierté que la science provoque la maladie chez des animaux, on peut à tout le moins être satisfait de savoir qu'on *peut* renverser de manière significative l'évolution de la maladie après environ une année de diète prudente.

Études épidémiologiques

Des enquêtes visant à comparer les pays, les peuples, les régions ou les groupes de personnes semblables vivant à des endroits différents s'appellent études épidémiologiques. Essentiellement, elle vise à comparer une population clairement définie à une autre population définie.

Lorsque, dans le cadre d'une étude importante, on a comparé les quantités d'aliments consommés par les habitants des différents pays et les causes de décès de ces habitants, on a découvert que la prévalence de décès causés par les affections coronariennes était proportionnelle à l'ingestion de calories, de gras total, de gras saturés, de cholestérol, de protéines et de sucre. Dans une autre étude, on a comparé les artères et l'alimentation en examinant des rapports d'autopsie. L'examen de 23 000 de ces rapports dans douze pays a permis de tirer la conclusion suivante : il y a une relation directe entre la consommation totale de graisses alimentaires et la prévalence d'athérosclérose. Plus grande est l'ingestion de gras, plus nombreuses sont les plaques dans les artères.

Dans une troisième étude, on a demandé à 12 000 hommes habitant sept pays – la Yougoslavie, les États-Unis, les Pays-Bas, le Japon, l'Italie, la Grèce et la Finlande – de donner des informations concernant leur alimentation et d'autres facteurs de risque d'affections cardiaques. Les grands perdants étaient les Finlandais et les Américains, chez qui le taux d'affections coronariennes était le plus élevé. Les gagnants étaient les Japonais et les habitants de trois régions de Grèce, où l'occurrence de ces affections était basse. La consommation de graisses saturées et les taux de cholestérol étaient le plus élevés là où les affections coronariennes étaient le plus fréquentes.

Mais comment savons-nous s'il n'y a pas, outre l'alimentation, un autre facteur qui influe sur la faible prévalence d'affections cardiaques au Japon? Pour répondre à cette question, on a comparé des communautés de Japonais d'origine vivant au Japon, à Honolulu et à San Francisco. On a découvert qu'une personne d'origine japonaise était plus susceptible de mourir d'une crise cardiaque à San Francisco qu'à Honolulu, même si cette susceptibilité était encore plus élevée à Honolulu qu'au Japon. Les Japonais de San Francisco consommaient deux fois plus de graisses saturées que ceux qui habitaient au Japon. La masse corporelle moyenne des habitants du Japon était de 55 kg, celle des Japonais de San Francisco, de 66 kg. Les taux de cholestérol relevés à San Francisco étaient de 21 % plus élevés qu'au Japon. Pour chacun des facteurs, le taux de mortalité relevé à Honolulu se situait entre celui de San Francisco et celui du Japon. Cela est une preuve qu'on ne peut attribuer au simple fait d'être Japonais une prévalence plus faible d'affections cardiaques. Ce qui semble important, c'est la consommation inférieure de graisses saturées chez les autochtones japonais.

On a également comparé des personnes habitant le même pays, mais ayant des habitudes alimentaires différentes. Les végétaliens (qui ne mangent que des aliments du règne végétal) ont une alimentation à faible teneur en graisses saturées et complètement libre de cholestérol. Les végétariens consomment des oeufs et des produits laitiers, qui contiennent tous deux du cholestérol; par conséquent, leur consommation de graisses saturées est plus élevée. Il n'est donc pas étonnant que les végétaliens présentent des taux de cholestérol plus bas et soient moins sujets aux affections cardiaques que les végétariens. (Mais ces derniers ont meilleure santé cardiaque que les personnes qui mangent de la viande.)

Études prospectives

Bien qu'elles prennent du temps et coûtent très cher, les études prospectives sont les plus fiables. Idéalement, on sépare une population de personnes similaires en groupes, on effectue un suivi durant un certain nombre d'années, et on les compare. De toutes les études prospectives, celle qui est probablement la plus célèbre est la *Lipid Research Clinic Coronary Primary Prevention Trial*. Dans le cadre de cette étude effectuée dans douze villes de toute l'Amérique du Nord, y compris deux villes du Canada, on a effectué un dépistage chez plus de 300 000 hommes afin de recruter les 3 806 hommes qui devaient y prendre part. Chaque homme d'âge moyen devait paraître en bonne santé et présenter un cholestérol total de plus de 265 mg/ dL (6,85 mmol/L) ainsi qu'un taux de LDL supérieur à 170 mg/dL (4,39 mmol/L). Après les avoir divisés en deux groupes en tenant compte d'autres facteurs de risque comme le tabagisme, on a prescrit à chaque groupe une diète qui visait à abaisser le cholestérol sanguin d'environ 4 %. On a administré à un groupe un placebo (médicament inactif), alors que l'autre recevait de la cholestyramine (voir Chapitre 11).

Le groupe traité avec le médicament présentait, en moyenne, un taux de cholestérol sanguin de 9 % inférieur et un LDL de 12 % inférieur à celui du groupe recevant le placebo. Plus le médicament abaissait le cholestérol d'un homme, moins il était susceptible de souffrir d'une crise cardiaque. L'étude a montré qu'en moyenne, chaque diminution de 1 % du cholestérol sanguin sur une période de quelques années amenait une diminution d'environ 2 % du risque d'affections coronariennes. Le groupe traité présentait, outre une réduction du nombre de crises cardiaques et de décès liés aux affections coronariennes, une diminution des cas d'angine et de pontage coronarien.

L'étude Oslo visait à déterminer ce qui arriverait à 1 232 hommes d'âge moyen dont la pression sanguine était normale s'ils cessaient de fumer et réduisaient leur taux de cholestérol. On a étudié deux groupes durant cinq ans, et, cela fait, un groupe ayant fait l'objet d'une intervention spéciale avait réduit son taux de cholestérol de 13 % en moyenne. On a relevé en outre une réduction de plus de 40 % des crises cardiaques et des morts subites causées par une affection cardiaque. Bien qu'ils soient très impressionnants, les résultats ne peuvent être attribués entièrement à la réduction du taux de cholestérol. La réduction ou l'interruption du tabagisme a probablement joué un rôle à ce titre.

Études de l'alimentation et du renversement de l'évolution

La *Wadsworth Veterans Administration Hospital Study* constitue un exemple d'essais sur l'alimentation. Certains des 846 participants de sexe masculin, dont l'âge moyen était de 65 ans, présentaient certains symptômes permettant de croire qu'ils souffraient d'affections coronariennes. On les a divisés de façon aléatoire en deux groupes, l'un de contrôle (alimentation normale) et l'autre expérimental (régime visant à réduire le cholestérol). Fondamentalement, les régimes étaient différents au titre du pourcentage de calories provenant de graisses saturées et de graisses polyinsaturées. Après huit ans de suivi, on a observé une baisse de 31 % du taux de crises cardiaques et de décès connexes chez ceux dont l'alimentation était riche en graisses polyinsaturées.

Qu'en est-il des études qui montrent que l'évolution de l'athérosclérose établie peut être renversée? Dans le cadre de l'*U.S. National Heart, Lung and Blood Institutes Type II Hyperlipidemia Trial*, les personnes souffrant d'affections coronariennes reconnues étaient traitées à l'aide de la cholestyramine et d'un régime visant à abaisser le taux de cholestérol; puis on les comparait à des personnes consommant le même régime qui prenaient un placebo. Après cinq ans d'étude, on a observé chez les deux groupes une diminution du cholestérol LDL et une augmentation du HDL, entraînant une progression moins rapide de l'affection artérielle confirmée par des angiogrammes (rayons X après injection d'un agent de contraste). Dans le cadre de l'étude Leiden, on a effectué des angiogrammes coronariens chez 39 hommes souffrant d'affections coronariennes, puis on leur a prescrit un régime riche en graisses polyinsaturées et pauvre en cholestérol (moins de 100 mg). Après deux ans, de nouveaux angiogrammes ont permis d'observer que l'affection artérielle n'avait pas évolué chez les sujets capables de maintenir un taux de cholestérol plus faible et des taux de cholestérol HDL plus élevés.

En dernier lieu, dans le cadre de la *Cholesterol Lowering Atherosclerosis Study*, on a traité 162 hommes ayant subi un pontage coronarien au moyen d'un régime ou d'un régime et d'une association médicamenteuse (colestipol et niacine). Malheureusement, on a observé une diminution de seulement 4 % du cholestérol total chez le groupe non traité aux médicaments, ainsi qu'une réduction de 5 % des LDL. Chez le groupe traité au moyen d'un régime et des médicaments, toutefois, le cholestérol a chuté d'environ 26 %, et le LDL, de 43 %. Ces réductions s'accompagnaient d'une élévation des HDL et d'une chute des triglycérides. Les répouses lipidiques favorables étaient associées à une susceptibilité réduite au rétrécissement athéroscléreux tant chez les personnes ayant subi un pontage que chez celles qui n'en n'avaient pas subi. Et certaines données ont permis d'avancer que certaines plaques avait rétréci.

Résumé

En examinant un certain nombre d'études de l'alimentation, on remarque qu'il semble y avoir une tendance permettant de croire que chaque réduction de 1 % du cholestérol total s'accompagne d'une réduction de 1 à 1,5 % du risque d'affections cardiaques. L'examen d'un certain nombre d'essais portant sur des médicaments permet d'avancer que la réduction du risque s'établit plus près de 2 % pour chaque diminution de 1 % du taux de cholestérol total.

Ce que nous savons à présent

1. Les affections cardiaques et circulatoires sont des causes importantes de décès . Il est probable que la moitié d'entre nous mourrons des suites d'un problème cardiovasculaire. On estime qu'ils entraînent la mort de 80 000 Canadiens par année.
2. Les affections cardiovasculaires coûtent annuellement aux Canadiens 1,3 milliard de dollars en frais médicaux et en absentéisme.
3. Nombre de causes peuvent contribuer à l'apparition d'affections cardiovasculaires. La plupart des personnes chez qui elles se déclarent, particulièrement avant l'âge de 55 ans, présentent plus d'un facteur de risque.
4. Il est peu réaliste de croire que la modification d'un seul facteur de risque guérira une affection cardiaque. Cela est dû au fait que les principaux facteurs de risque comprennent des antécédents familiaux d'affections cardiaques, le vieillissement et le fait d'être de sexe masculin.
5. Parmi les autres facteurs de risque, on retrouve le tabagisme, des concentrations élevées de cholestérol sanguin, le diabète, la pression sanguine élevée, l'obésité, l'inactivité physique et un mode de vie stressant. Tous ces facteurs peuvent être modifiés si vous désirez le faire.
6. Si vous fumez et désirez vivre plus longtemps, abandonnez cette habitude. De tous les facteurs de risque, le tabagisme est le plus susceptible d'entraîner un décès prématuré.
7. Si vous ne connaissez pas votre pression sanguine, vous

devriez la faire mesurer. Si elle est élevée, discutez sérieuse-
ment avec votre médecin pour trouver la meilleure manière
de la ramener à des valeurs normales.

En ce qui a trait au cholestérol...

1. Les affections cardiaques et circulatoires causées par des
   dépôts dans les artères ou par l'athérosclérose sont plus
   fréquentes sur notre continent que dans nombre d'autres
   parties du monde.
2. Notre alimentation est plus élevée en graisses totales, en
   graisses saturées et en cholestérol que celle des personnes qui
   vivent dans des régions du monde où les affections cardiaques et circulatoires sont moins fréquentes.
3. Nos concentrations sanguines de cholestérol total et de
   cholestérol LDL sont plus élevées que celles des personnes
   qui vivent dans les parties du monde où les affections
   cardiaques et circulatoires se produisent moins fréquemment.
4. Certaines données scientifiques, qui touchent particulièrement les hommes d'âge moyen, militent en faveur de la
   théorie selon laquelle le risque d'affections cardiaques et
   circulatoires d'une personne est proportionnel à son taux de
   cholestérol sanguin et de cholestérol LDL.
5. Certaines données scientifiques, touchant particulièrement les
   gens d'âge moyen, militent en faveur de la théorie selon
   laquelle le risque d'une personne de contracter une affection
   cardiaque ou circulatoire est inversement proportionnel à son
   taux sanguin de HDL.
6. Certaines données scientifiques permettent de croire que si
   un homme d'âge moyen présentant un taux très élevé de
   cholestérol sanguin arrive à le réduire en adoptant une alimentation prudente et en utilisant certains médicaments, ses
   risques d'affections cardiaques et circulatoires diminuent.
7. Aucune donnée ne permet de croire que le fait d'adopter une
   alimentation prudente cause quelque tort que ce soit à un
   adulte qui ne souffre pas d'autres affections.
8. Il existe nombre de médicaments qui abaissent efficacement
   les taux de cholestérol. Toutefois, aucune donnée ne montre
   directement que certain amèneront également la réduction
   des affections cardiaques ou circulatoires, et nous ne connaissons pas encore les effets à long terme de beaucoup d'entre

eux. Il est donc préférable de réduire votre cholestérol sanguin en modifiant votre alimentation plutôt qu'en prenant des médicaments.

9. Il est très important de comprendre les notions fondamentales de la nutrition. Une alimentation équilibrée favorise une bonne santé. Elle amènera également le maintien d'un poids équilibré. Il n'y a pas de mauvais aliments, de mauvais gras ni quoi que ce soit de mauvais lorsqu'on parle de nutrition. Les termes «mauvais» et «bon» se trouvent aux extrémités de l'échelle; la plupart des aliments se situent quelque part entre les deux. Bien que vous puissiez devoir limiter votre consommation de certains aliments pour vous alimenter de façon prudente et équilibrée, peu d'entre nous devrons aller vers les extrêmes.

10. Si les modifications de l'alimentation ne parviennent pas à abaisser votre concentration de cholestérol à un niveau plus sûr, et que des médicaments vous sont prescrits, assurez-vous de connaître les effets secondaires possibles à court et à long terme et de faire l'objet d'un suivi périodique.

11. Le fait d'accroître votre activité physique vous fera, à tout le moins, vous sentir mieux dans votre peau. Cela peut également vous aider à atteindre ou à maintenir votre poids idéal, à réduire votre cholestérol total et LDL, à réduire votre pression sanguine et à élever votre taux de cholestérol HDL protecteur.

Évaluez vos connaissances
(Réponses à la page suivante)

VRAI ou FAUX?

1. Il est impossible de prévenir ou de retarder l'apparition d'affections cardiaques.
2. Si un membre de votre parenté a contracté une affection coronarienne à un jeune âge, vous êtes exposé à un risque plus élevé d'en contracter une.
3. Les nourrissons et les enfants ne présentent jamais de signes d'athérosclérose.
4. Le principal déterminant de la concentration sanguine de cholestérol est la consommation absolue d'acides gras saturés.
5. Les lipoprotéines de haute densité (HDL) protègent nos vaisseaux sanguins contre l'athérosclérose.
6. Notre consommation totale de gras ne devrait pas excéder 30 % de votre apport calorique quotidien.
7. Votre consommation de graisse devrait se répartir également en graisses saturées, polyinsaturées et mono-insaturées.
8. Les glucides complexes élèvent les concentrations de cholestérol.

9. On a établi que le son d'avoine et un certain nombre de fruits et de légumes présentent un effet bénéfique sur les taux de cholestérol.

10. Le stress et d'autres facteurs de risque liés au mode de vie n'ont aucune incidence sur les affections coronariennes.

11. Une pression sanguine élevée, le diabète et l'obésité sont des facteurs de risque d'affections coronariennes.

12. Les affections cardiaques et circulatoires causées par l'athérosclérose sont plus fréquentes sur notre continent que dans nombre d'autres parties du monde.

13. Certaines données permettent de croire que le risque d'affections cardiaques et circulatoires est directement proportionnel à la concentration sanguine de cholestérol et de cholestérol LDL.

14. Le fait d'accroître l'activité physique peut aider à élever votre concentration sanguine de cholestérol HDL protecteur.

15. Plus que toute autre cause, le tabagisme accroît votre risque de décès prématuré.

Réponses

1. Faux	2. Vrai	3. Faux	4. Vrai	5. Vrai
6. Vrai	7. Vrai	8. Faux	9. Vrai	10. Faux
11. Vrai	12. Vrai	13. Vrai	14. Vrai	15. Vrai

ANNEXE 1

Le Congrès du consensus canadien sur le cholestérol

En mars 1988, une conférence d'une durée de deux jours s'est déroulée à Ottawa. Elle avait pour objet de permettre un consensus national sur la prévention des affections cardiaques et circulatoires par la réduction des facteurs de risque liés à la cholestérolémie et aux lipoprotéines. Un comité composé de douze personnes a publié un rapport final qui contenait de nombreuses recommandations. Parmi les membres du comité, on retrouvait un omnipraticien, des biochimistes, un pédiatre, des nutritionnistes, des médecins spécialistes et un avocat.

Vous avez pu trouver dans les sections précédentes du présent livre plusieurs des recommandations émises lors du Congrès du consensus canadien sur le cholestérol; elles ont toutes des répercussions potentielles sur la santé du système cardiovasculaire des Canadiens. En voici donc un résumé, suivi de quelques opinions personnelles.

Promotion de la santé : Tous les ordres de gouvernement, ainsi que les organismes bénévoles, devraient accorder la priorité aux campagnes d'information concernant tous les facteurs de risque touchant le système cardiovasculaire. Selon le comité, «on devrait inclure à ces programmes tous les secteurs pertinents de l'économie, y joindre toutes les disciplines relatives aux soins de santé et y accorder assez de ressources pour qu'ils se révèlent efficaces dans la réduction de la population à risque.»

Lignes directrices en matière d'alimentation : On devrait conseiller aux Canadiens de réduire leur ingestion de matières grasses jusqu'à ce qu'elles constituent environ 30 % de l'apport total en calories, dont moins de 10 % seraient composés de gras saturés (voir également Modifications de l'alimentation).

Rôle de l'agriculture et de l'industrie alimentaire : Ce secteur devrait être encouragé à produire des aliments sains; les restaurants, cafétérias et autres traiteurs devraient être encouragés à offrir des repas à faible teneur en gras et en cholestérol; les consommateurs devraient recevoir une meilleure information concernant le contenu nutritif des aliments.

Objectif lié à la population : On devrait, dans le cadre des programmes de santé publique, tenter d'obtenir pour l'ensemble des Canadiens une cholestérolémie moyenne de 4,9 mmol/L (190 mg/dL).

Facteurs de risque liés aux lipides et aux lipoprotéines : Selon le comité, les tests visant à établir la cholestérolémie totale et les concentrations de triglycérides et de cholestérol HDL étaient le minimum requis pour déterminer les facteurs de risque liés aux lipides. (Les laboratoires peuvent facilement calculer les concentrations de LDL à l'aide d'une formule mathématique.)

Malades chez qui le dépistage devrait être prioritaire : Parmi ces malades, on retrouve ceux qui souffrent d'affections cardiaques reconnues, qui possèdent des antécédents familiaux d'hyperlipidémie ou d'affections coronaires précoces, qui présentent une tension artérielle élevée, un diabète, une insuffisance rénale ou de l'obésité, en particulier de l'obésité abdominale. En fonction des ressources disponibles, des tests sur plus d'un facteur que la seule cholestérolémie totale devraient faire partie de chaque examen médical périodique des adultes, et on devrait accorder la priorité à ceux qui présentent d'autres facteurs de risque.

Maîtrise de l'hypercholestérolémie : Il s'agit des lignes directrices en matière de traitement et de cholestérolémie qui figurent au tableau 3.1. Le comité s'attendait à ce que des groupes de travail soient créés pour établir des lignes directrices plus détaillées.

Modification de l'alimentation : Selon le comité, ce facteur demeure le principal traitement des affections liées à des concentrations sanguines élevées de graisses alimentaires. (Voir chapitres 6, 7, 8 et 9.) Si la graisse constitue 30 % ou moins de l'apport quotidien en calories et que les protéines en constituent de 10 à 15 %, le reste de l'apport calorique quotidien devrait provenir des glucides, et en particulier de diverses formes de fibres alimentaires. Nous devrions essayer de faire suffisamment d'activités physiques pour «réaliser et maintenir» une bonne forme de notre système cardiovasculaire, et équilibrer cette dernière avec un apport calorique suffisant pour demeurer à un poids corporel acceptable. Certains sujets auront besoin d'une alimentation comportant moins de 30 % de gras et moins de 300 mg de cholestérol; d'autres devront réduire aussi leur consommation d'alcool, de sucre ou de sodium.

Toutefois, on ne devrait pas donner aux enfants la même alimentation qu'aux parents. Ils ont aussi besoin d'une alimentation variée comprenant des aliments choisis dans les principaux groupes, mais composée de 30 à 40 % de gras; l'apport calorique doit être rajusté pour qu'ils maintiennent un poids normal.

Autres facteurs de risque : Des programmes de promotion de la santé devraient mettre l'accent sur les effets indésirables liés au tabagisme, à l'hypertension ou au diabète, à l'obésité et à un mode de vie sédentaire.

Pharmacothérapie : On ne devrait recourir à une pharmacothérapie que lorsqu'une «modification rigoureuse de l'alimentation» a échoué après six mois; on devrait poursuivre une diète «intensive» même à ce moment-là. Dans certains cas, lorsque des anomalies lipidiques sont marquées ou particulières, il peut être approprié d'instaurer la pharmacothérapie en même temps qu'on apporte des modifications à l'alimentation.

Services de laboratoire et programmes d'éducation : Le comité a exprimé l'opinion que, pour que ces recommandations soient applicables, on devrait procéder à une expansion des laboratoires de façon à ce qu'ils puissent faire face au volume de travail et être aussi améliorés. Afin d'assurer «des mesures exactes», les autorités provinciales et fédérales devraient «établir des objectifs analytiques et prendre des mesures pour améliorer et normaliser les tests, grâce à l'établissement et au financement de laboratoires de référence pour les lipides et les lipoprotéines.» (Ces derniers sont maintenant en voie de réalisation.)

On devrait créer, à l'intention des médecins et du personnel de la santé, des programmes d'éducation nationale sur le diagnostic et le traitement des personnes à risque. Les provinces devraient entreprendre immédiatement des démarches pour former un plus grand nombre de diététistes, offrir une éducation plus poussée à ceux qui travaillent déjà dans le domaine et, pour faire face à la pénurie actuelle, considérer des approches innovatrices comme la création de groupes de counseling en alimentation et des groupes d'entraide. De même, nous devrions penser à créer un programme d'éducation nationale sur le cholestérol et à l'offrir dans les écoles, des lieux de travail et d'autres établissements communautaires.

Questions prioritaires en matière de recherche et de développement : Le comité termine son rapport en soulignant le fait qu'il faut faire des recherches plus poussées dans tous les domaines liés aux maladies cardiovasculaires, notamment en ce qui a trait aux aspects biomédicaux, cliniques, nutritionnels, sociaux et comportementaux, de même que ceux qui concernent des services de santé et la santé publique.

Le Congrès constituait la première réunion où l'on soulignait au public, aux professionnels et à l'industrie de la santé l'importance de l'hypercholestérolémie en tant que facteur de risque d'affections cardiovasculaires; un grand nombre d'experts y ont fait des exposés sur le sujet. Même si le rapport final constituait un bon départ, certains professionnels canadiens de la santé avaient l'impression de ne pas y trouver assez d'informations spécifiques. Cela était impossible, parce que la médecine n'en connaît pas suffisamment sur le sujet pour permettre à un organisme officiel d'élaborer des recommandations globales.

Néanmoins, j'aimerais formuler certaines suggestions sur la manière dont les recommandations du comité peuvent être implantées. Si vous êtes d'accord avec mes opinions, n'oubliez pas qu'à titre de contribuable, d'électeur, de consommateur, de client, d'employé, d'employeur, de parent ou de personne touchée par ces affections, vous avez le droit d'exiger des changements où vous le croyez nécessaire.

Promotion de la santé

Il ne fait pas de doute que la prévention est efficace. Bien qu'une foule de données scientifiques montrent une relation entre le mode de vie, l'environnement et l'apparition d'affections cardiaques, on dispose également de preuves irréfutables que les modifications que nous apportons nous-mêmes peuvent se traduire par une meilleure santé cardiaque. Ceux qui ne sont pas atteints d'affections cardiaques peuvent retarder ou prévenir leur apparition; ceux qui souffrent d'athérosclérose, d'angine et de problèmes similaires, ou qui ont subi une crise cardiaque peuvent prévenir l'évolution des maladies. Dans certains cas, nous pouvons même contrer une affection qui s'est déjà déclarée.

Toutefois, lorsque nous pensons à la prévention, que nous l'enseignons ou la mettons en pratique, nous ne devrions pas oublier qu'il s'agit là d'une entreprise magnifique et très gratifiante, à la seule condition que nous en fassions une composante aussi importante que possible de notre vie. Même si le fait de modifier un facteur de risque comme une concentration élevée de cholestérol dans notre alimentation constitue déjà un excellent départ, on obtiendra un effet encore plus favorable si l'on cesse en même temps de fumer; l'effet sera encore amélioré si nous atteignons un poids idéal et faisons de l'exercice régulièrement. En plus de ces avantages, ces changements positifs peuvent prévenir l'apparition d'autres maladies, comme certaines formes de cancer.

C'est pourquoi l'information en matière de prévention doit parvenir au public de tous les ordres de gouvernement ainsi que des organismes bénévoles, conformément aux recommandations du comité du Congrès. Les campagnes antitabac des commissions scolaires, par exemple, ont eu des répercussions intéressantes : les enfants d'écoles élémentaires comptent maintenant parmi les plus ardents défenseurs d'un environnement sans fumée au Canada. Il serait relativement simple de leur enseigner que les aliments gras et les sucres simples sont des aliments moins intéressants que les autres.

Le rôle de l'agriculture et de l'industrie alimentaire

À mon avis, les cafétérias régies par tout établissement public (par exemple, celles des écoles, des hôpitaux, des édifices gouvernementaux et des aéroports) devraient devoir garantir, au moment de la signature du bail, qu'elles fourniront un choix d'aliments nourrissants. Dans certaines de ces cafétérias, il est impossible de s'alimenter sainement; on ne peut tout simplement pas y trouver de bons aliments. Lorsqu'on peut en trouver, ils sont souvent présentés d'une manière si peu appétissante que personne n'ose les choisir.

On devrait faire des pressions auprès des cafétérias du secteur privé pour qu'elles offrent des aliments sains qui sont conformes au *Guide alimentaire canadien* et à d'autres lignes directrices suggérées par le comité du Congrès. Les employeurs des secteurs public et privé devraient promouvoir une bonne santé tant pour eux-mêmes que pour leurs employés; les syndicats et organismes similaires pourraient fournir une collaboration tant idéologique que financière.

On devrait certainement exercer des pressions sur l'industrie alimentaire pour qu'elle élabore et fasse la promotion des aliments qui nous assurent une protection contre les affections cardiaques, le cancer et d'autres formes de maladie. On pourrait même persuader les gouvernements de limiter la teneur en gras de certains aliments, de bannir l'utilisation de certains types de graisse et de légiférer sur l'étiquetage des aliments.

J'aimerais voir chaque restaurant, comptoir de restauration rapide, cafétéria, détaillant en alimentation, grossiste et fabricant énumérer le contenu et la composition de chaque produit offert au public. À l'heure actuelle, certains fabricants, détaillants et restaurateurs semblent n'avoir aucune idée de ce que contiennent les aliments qu'ils vendent. D'autres fourniront l'information si on la leur demande par téléphone ou par courrier, mais ne l'afficheront pas au point de vente. Cela ne fait pas que nous poser des problèmes lorsqu'il s'agit de faire des choix prudents; c'est également dangereux pour ceux qui souffrent d'allergies ou qui sont sensibles à certains aliments.

Ma suggestion n'est pas un rêve impossible. Les autorités provinciales et fédérales ont collaboré avec le monde du travail et le patronat lorsqu'il s'est agi de créer le SIMDUT (système d'information sur les matières dangereuses utilisées au travail), qui vise à assurer que toute personne intéressée à déterminer des dangers potentiels que posent les produits fabriqués puisse le faire. Il n'est pas déraisonnable que nous nous attendions à une même approche en ce qui a trait aux aliments que nous ingérons. Les organismes bénévoles, comme ceux qui ont commandité le Congrès du consensus canadien sur le cholestérol et (ou) certains organismes publics comme Santé et Bien-être social Canada pourraient même envisager de recommander certains aliments qui sont conformes à des lignes directrices appropriées. Vous et moi avons le pouvoir de donner une orientation aux politiques publiques, à défaut de pouvoir les dicter. Il est temps que nous commencions à faire des pressions sur tous les ordres de gouvernement, sur les employeurs du secteur privé, sur les syndicats, sur les commissions scolaires et sur les chaînes de restaurants pour obtenir de l'aide dans notre quête d'une meilleure santé en général, et de taux de cholestérol plus appropriés, en particulier.

Objectif lié à la population

Bien que le comité ait établi que les Canadiens devraient obtenir un taux moyen de cholestérol de 4,9 mmol/L (190 mg/dL), il a reconnu qu'il s'agissait là d'un objectif à long terme. La cholestérolémie est fonction de l'âge, du sexe et de la présence de certaines hormones (certains contraceptifs oraux et d'autres hormones prises au cours de la ménopause peuvent influer sur les concentrations de cholestérol),mais on peut affirmer de façon générale que le risque d'affections coronariennes est proportionnel à la cholestérolémie. La combinaison idéale serait des concentrations élevées de HDL, s'accompagnant de concentrations relativement basses de cholestérol total et de cholestérol LDL, comme l'indique le tableau suivant.

Composante	Souhaitable	Indésirable
Cholestérol total	moins de 5,2 mmol/L (200 mg/dL)	5,2 mmol/L (200 mg/dL) ou plus
LDL	moins de 3,36 mmol/L (130 mg/dL)	3,36 mmol/L (130 mg/dL) ou plus
HDL	plus de 1,5 mmol/L (55 mg/dL)	0,9 mmol/L (35 mg/dL) ou moins
Rapport entre le cholestérol total et le HDL*	moins de 4,0	5,0 ou plus

* Cholestérolémie totale divisée par la valeur du HDL.

Malades qui doivent faire l'objet d'un dépistage prioritaire

Le comité, bien conscient de nos ressources limitées, a recommandé que certains Canadiens soient soumis en priorité, du moins au départ, aux tests de dépistage de l'hyperlipidémie. On peut également espérer qu'un jour il y aura suffisamment de laboratoires et de fonds consacrés à la santé pour que l'on puisse effectuer les tests chez tous les Canadiens adultes. Toutefois, ce sujet nous amène à la rentabilité, et j'ai bien peur que c'est un sujet dont on entendra parler beaucoup dans les jours à venir.

Nous oublions à quel point les tests de laboratoire peuvent être onéreux, parce que nous ne les payons pas directement; la facture est expédiée au régime d'assurance-maladie de notre province. Mais en Ontario, par exemple, l'assurance-maladie paye environ 50 $ pour un profil lipidique complet. Si l'on devait procéder au test chez dix millions de Canadiens adultes à ce prix, la facture s'établirait à environ 500 millions de dollars. Si chacune de ces dix millions de personnes consultait son médecin pour un examen physique complet en premier lieu, cela coûterait 500 millions de dollars de plus. Ajoutez à cela le fait que les médecins ne dédaignent pas de prescrire des tests de numération globulaire, de glycémie, de la fonction hépatique, de la fonction thyroïdienne ainsi que d'autres tests comme les électrocardiogrammes et, sans qu'on s'en aperçoive, la facture pourrait facilement s'établir à deux milliards de dollars.

Ensuite, on devrait répéter les tests au moins une fois, sinon deux, pour tous les malades chez qui on a décélé une lipémie élevée. Certains d'entre eux seraient adressés à des spécialistes, à des hôpitaux, à des diététistes, et pourraient devoir suivre des programmes de traitement. Leur médecin et d'autres professionnels de la santé leur feraient subir des examens de suivi. On répéterait périodiquement les tests sanguins pour voir si la diète et (ou) le traitement médicamenteux fonctionnent. La facture finale serait astronomique – même s'il y avait assez de professionnels pour prendre soin de tous ces malades.

Il s'agit là des coûts liés au dépistage. Voyons maintenant quels avantages découleraient de cette dépense. Il nous faudrait calculer le nombre d'années, de mois ou de jours ajoutés à la vie des personnes qui ont fait l'objet de notre dépistage et d'autres programmes. Les personnes chez qui on a décélé une lipémie élevée vivraient-elles plus longtemps? S'absenteraient-elles moins souvent du travail en raison de leur diagnostic? Lorsqu'on parle de rentabilité, il n'est pas suffisant d'affirmer simplement que le fait d'identifier les personnes à risque aiderait à prévenir les coronaropathies, les crises cardiaques et les décès si ces personnes suivaient nos conseils.

Si le Canada avait un médecin d'État, il affirmerait qu'on dispose de preuves absolues que les personnes dont la cholestérolémie est basse ont un nombre nettement moins élevé de crises cardiaques et de décès liés aux affections cardiaques. Il nous montrerait des chiffres : chaque baisse de un point de la cholestérolémie durant une période donnée s'accompagne d'une baisse de deux points du taux de crise cardiaque. Quel qu'en soit le coût, le dépistage de routine de l'hypercholestérolémie est valable.

Un vérificateur général opposerait à cela que même si on prévoit les crises cardiaques, les gens mourraient quand même – du cancer, d'accidents, de suicide et d'une foule d'autres causes. Au plan strictement comptable, un décès est un décès, et le dépistage de l'hypercholestérolémie ne permet pas nécessairement d'épargner de l'argent. Les vérificateurs généraux se penchent sur les statistiques et sur les dollars, par sur les gens.

Une analyse de rentabilité est évidemment beaucoup plus complexe que cela. On doit considérer tout un ensemble de permutations et de combinaisons. Mais, comme nous habitons un pays libre, je peux me permettre de prescrire des tests de cholestérol et d'autres tests sanguins à mes malades si je crois que cela est nécessaire. Cela vous permet de demander à votre médecin de vous prescrire ces tests si vous le désirez. Votre médecin est libre de vous les refuser si votre santé est très bonne et que vous ne présentez aucun autre facteur de risque. Mais si, quelque part dans l'avenir, les gouvernements provinciaux limitent le nombre ou le genre de tests sanguins que les médecins ont l'autorisation de prescrire dans le cadre de l'assurance-maladie, nous sommes mieux d'espérer que nous pourrons encore obtenir les tests si nous les payons de notre poche.

Les gouvernements ont limité et continueront de limiter la protection offerte par les programmes d'assurance-maladie. C'est une réalité à laquelle nous devons faire face – nous ne pouvons accroître indéfiniment les dépenses consacrées aux soins de santé. Déjà, certains hôpitaux refuseront d'analyser le sang pour déterminer les taux de HDL à moins que la cholestérolémie totale ne soit élevée. Cela pourrait se révéler désastreux : votre cholestérolémie pourrait être normale, et votre HDL, très basse, ce qui fait que vous seriez exposés à des risques élevés de crise cardiaque. Et vous continueriez de l'ignorer jusqu'à ce qu'il soit trop tard, parce que le fractionnement du cholestérol pour obtenir ces composantes est tout simplement trop onéreux compte tenu du budget de l'hôpital.

En raison de cette contrainte qu'imposent les soins de santé et les dollars des contribuables, un de nos plus grands espoirs est la recommandation du Congrès selon laquelle il faut s'efforcer de sensibiliser davantage le public aux avantages de la médecine préventive. Il nous faut déployer des efforts concertés en matière de promotion de la santé, et cela coûtera de l'argent. Non seulement en taxes, mais également en dons à des organismes bénévoles comme la Fondation canadienne des maladies du coeur et la Société canadienne d'athérosclérose. Si nous pouvons convaincre les Canadiens des avantages d'une alimentation à faible teneur en gras et en cholestérol ainsi que de la nécessité de modifier certains autres facteurs de risque, peut-être pouvons-nous accepter que seules les personnes à risque élevé aient à subir de façon systématique un dépistage de l'hypercholestérolémie.

Services de laboratoire

Il est inutile d'effectuer des tests sanguins si les résultats n'en sont pas fiables; il est clair que certains laboratoires n'effectuent pas ces tests aussi bien qu'ils le devraient. Une erreur de l'ordre de 15 % peut modifier le résultat d'un test de cholestérol de façon à ce qu'il indique 5,1 mmol/L plutôt que 6,0. Lorsque votre test indique 6,0, vous devriez subir un traitement; s'il indique 5,1, on ne dépistera pas l'affection, et vous ne serez pas traité. De plus, comme le chapitre 3 l'indique, certains laboratoires considéreront votre résultat comme anormal seulement s'il indique que votre cholestérolémie est plus élevée que celle de 95 % d'une population de même âge et de même sexe. Pourtant, nous savons qu'une valeur supérieure à celle de 75 % de la population double à peu près vos risques de crise cardiaque.

Si vous pensez que ces laboratoires ne devraient pas gaspiller notre argent de cette manière, pourquoi ne pas exercer des pressions auprès de vos députés fédéral et provincial pour qu'ils prennent connaissance des recommandations du Congrès.

Autres recommandations

Qu'aurais-je ajouté au rapport final du comité du Congrès? Eh bien, à tout le moins, j'aurais recommandé qu'on commence immédiatement les recherches sur les jeunes. Mis à part l'intérêt que nous portons à la santé des jeunes, nous ne devons pas oublier que les impôts qu'ils paieront nous aideront à vivre au cours de notre vieillesse – à condition qu'ils ne commencent pas à mourir à 40 ans d'affections cardiaques. Nous devons effectuer des études sur la quantité exacte de graisse que les personnes de moins de 18 ans devraient consommer, et établir si elle devrait compter pour 25 à 30 % de l'apport quotidien en calories, plutôt que pour 30 à 40 %.

En outre, j'aurais mentionné qu'une meilleure éducation en nutrition devrait être offerte non seulement au grand public, mais également à nombre de médecins et à certains diététistes. Autre réalité de la vie, il existe quantité d'aliments savoureux à haute teneur en graisse, et ils ne disparaîtront pas de sitôt. Les Canadiens aiment en manger, et une grande partie de notre société en dépend pour vivre. Comme élément incitatif, la carotte est toujours plus efficace que le bâton et elle est également meilleure pour notre santé.

Personne n'a subi une crise cardiaque en raison de la consommation occasionnelle d'un hot dog ou d'un plat de crème glacée de luxe. Nous devons montrer à tout le monde, y compris aux professionnels de la santé, que la vie n'est ni blanche ni noire; c'est tellement mieux de vivre lorsque vous pouvez voir les nuances. Des règlements inflexibles n'aident pas à accomplir grand chose, mais la souplesse et l'humour le peuvent.

Mon tailleur me disait l'autre jour que presque tous ses clients trop gras affirmaient être au régime. Beaucoup d'entre eux lui demandaient s'il pourrait apporter des retouches à leur costume une fois qu'ils auraient perdu du poids. Durant toutes les années où il a exploité son commerce, bien peu de ses clients lui ont rapporté leurs costumes pour qu'il les rapetisse. Et de ce petit nombre, la plupart ont dû lui demander de ramener leurs costumes à leur taille originale. «Je suis revenu à ma garde-robe grand format», précisaient-ils. Je sais ce qu'ils voulaient dire. J'ai été, moi-même, de nombreuses fois, dans la même situation. Ce n'est pas de cette souplesse-là que je voulais parler.

ANNEXE 2

Contenu en gras d'aliments courants

Voici un aperçu général de la teneur en gras de vos aliments. Vous n'y trouverez pas la teneur en gras de chaque aliment, de chaque marque ni de chaque coupe de viande, mais ce survol vous permettra d'évaluer de façon générale certaines des sources principales de gras alimentaire. Utilisez ce guide de concert avec vos connaissances des différents genres de gras pour en savoir plus sur ce que vous mangez.

Lorsque vous aurez identifié les aliments qui contiennent le plus de gras, vous n'aurez pas besoin de prendre note de votre consommation quotidienne de gras. Vous vous tournerez automatiquement vers de nouveaux produits alimentaires, choisirez des plats plus maigres au restaurant et cuisinerez chez vous des repas à faible teneur en gras.

Lait et produits laitiers	QUANTITÉ APPROXIMATIVE DE				
	GRAS (g)	AGS (g)	AGPI (g)	CHOL. (mg)	CAL. (k)
Lait, 8 oz (250 mL), entier (homogénéisé)	9,0	5,0	tr*	35	159
à 2 % de matières grasses	5,0	3,0	tr	19	128
écrémé	0,3	tr	tr	5	90
Beurre (voir Huiles et graisses comestibles)					
Fromage, 1 1/2 oz (45 g). Consulter l'étiquette pour trouver le pourcentage de gras, inscrit à côté des lettres M.G. (matières grasses)					
de 29 à 31 % de gras (cheddar, gouda, gruyère, muenster, suisse, parmesan, fromage à la crème, etc.)	15,0	9,0	tr	47	181
environ 15 % de gras (mozzarella partiellement écrémé, ricotta, etc.)	7,0	5,0	tr	27	118
environ 7 % de gras (fromages légers à faible teneur en gras, comme les tranches et les tartinades de fromage de lait écrémé)	3,0	2,0	tr	16	86
Fromage cottage, 1/2 tasse (125 mL),					
crémeux 4,5 % de M.G.	5,0	3,5	tr	17	119
2 % de M.G.	2,5	1,5	tr	10	107
Crème, 1 c. à table (15 mL), à fouetter,					
35 % de M.G.	5,0	3,0	tr	19	49
sure, 14 % de M.G.	2,0	1,0	tr	6	23
crème à café, 18 % de M.G.	3,0	2,0	tr	9	28
moitié-moitié, 10 % de M.G.	2,0	1,0	tr	6	20
Crème glacée, 1 tasse (250 mL),					
genre gourmet, 16 % de M.G.	24,0	6,0	tr	92	368
ordinaire, 10 % de M.G.	16,0	10,0	tr	62	284
Sorbet, 1 tasse (250 mL)	4,0	2,0	tr	14	286
Yogourt, 125 g congelé aux fruits, 6,3 % de M.G.	5,0	-	-	-	148
aux fruits, 1,4 % de M.G.	2,0	1,0	tr	7	131
nature, 1,5 % de M.G.	2,0	1,0	tr	8	79

* traces

Viande, volaille, poisson et substituts de viande

Comme le contenu en gras de ces produits peut différer grandement, nous avons, dans certains cas, uniquement donné des moyennes au sujet des nombreuses coupes et des divers types de cuisson énumérés dans l'ouvrage intitulé *Valeur nutritive de quelques aliments usuels.* Certains jours, vous pourrez sous-estimer la teneur en gras de ces aliments, mais d'autres jours, ce sera le contraire. Cela devrait s'équilibrer avec le temps. Comme on le recommande au chapitre 7, enlevez le plus possible de gras, utilisez-en peu, voire pas du tout pour la cuisson et n'ajoutez pas de panure, de sauce ni d'autre garniture.

Viandes	QUANTITÉ APPROXIMATIVE DE				
	GRAS (g)	AGS (g)	AGPI (g)	CHOL. (mg)	CAL. (k)
Boeuf, environ 3 oz (90 g)	12,0	4,9	tr*	65	213
Agneau, environ 3 oz (90 g)	12,0	6,8	tr	84	204
Foie, environ 3 oz (90 g)	7,2	2,0	0,5	442	183
Porc, environ 3 oz (90 g)	12,0	4,0	1,2	59	209
Veau, environ 3 oz (90 g)	11,0	5,5	tr	90	201

Viandes froides ou charcuterie

Boudin, 1 tranche, 1 oz (30 g)	10,0	4,0	1,0	36	113
Bologne, (boeuf/porc) 1 tranche, 3/4 oz (23 g)	6,0	2,0	tr	12	70
Jambon cuit, 1 tranche, 1 oz (30 g)	3,0	tr	tr	15	49
Salami, (boeuf/porc) 1 tranche, 3/4 oz (23 g)	4,0	2,0	tr	14	55
Saucisse, (boeuf/porc) 16 par paquet de 500 g	5,0	2,0	tr	11	59
Saucisse de Francfort, (boeuf/porc) 12 par paquet de 450 g	11,0	4,0	1,0	19	118
Saucisse de Francfort, (dinde) 12 par paquet de 450 g	7,0	2,0	2,0	40	84

Volaille

Poulet, environ 3 oz (90 g)	5,8	1,4	1,2	72	157
Dinde, environ 3 oz (90 g)	4,5	1,0	1,0	66	148

Poisson

Gras (saumon, truite, maquereau, thon, hareng, sardines), environ 3 oz (90 g)	8,8	2,8	1,2	71	175
Mi-maigre (morue, flétan, sole, poisson blanc, goberge), environ 3 oz (90 g)	4,2	1,0	tr	63	134
Mollusques et crustacés (homard, crevettes, pétoncles), environ 3 oz (90 g)	0,7	tr	tr	87	97

Substituts de viande

Oeufs, gros, crus	6,0	2,0	tr	274	79
Garbanzo ou pois chiches, cuits, 1 tasse (250 mL)	4,0	tr	2,0	0,0	284
Légumineuses (haricots blancs, haricots rouges, pois cassés) cuits, 1 tasse (250 mL)	1,0	tr	tr	0,0	238
Noix (amandes, noix d'acajou, arachides, pacanes, pistaches, noix de grenoble), 1/2 tasse (125 mL)	36,0	4,5	10,3	0,0	403
Beurre d'arachide, 1 c. à table (15 mL)	8,0	1,0	2,0	0,0	95
Graines (citrouille, courge, sésame, tournesol), 1/2 tasse (125 mL)	38,0	5,3	19,6	0,0	431
Tofu, un morceau (2 3/4 x 2 3/4 x 3/4)	4,0	tr	2,0	0,0	68

* traces

Fruits et légumes

Sauf de rares exceptions, tous les fruits et légumes sont normalement exempts de gras. Dans la mesure où vous ne les panez pas et ne les faites pas frire, ou que vous n'y ajoutez pas de garnitures trop grasses, vous pourrez en manger autant que vous voulez. Il y a par contre une exception, et c'est l'avocat. Bien qu'il contienne en majeure partie des gras mono-insaturés inoffensifs, il ne faut pas oublier qu'il s'agit quand même d'un aliment à forte teneur en gras – un avocat de Californie (vendu en hiver) contient 30 g de gras; celui qui provient de la Floride (vendu en été et en automne) en contient 20 g.

| *Grains, pains, céréales et pâtes* | QUANTITÉ APPROXIMATIVE DE | | | | |
	GRAS *(g)*	AGS *(g)*	AGPI *(g)*	CHOL. *(mg)*	CAL. *(k)*
Bagel, 3½ po	2,0	tr*	tr	0,0	200
Pain, tortilla, un morceau	tr	tr	tr	tr	67
Pain hot dog ou hamburger	3,0	tr	tr	3,0	164
Granola, faites à la maison, ½ tasse (125 mL)	17,0	3,0	9,0	0,0	312
Gruau cuit, ½ tasse (125 mL)	1,0	tr	tr	0,0	77
Nouilles (du genre chow mein en conserve),					
1 tasse (250 mL)	11,0	tr	tr	5,0	230
Pâtes (macaroni, spaghetti) cuites, 1 tasse (250 mL)	1,0	tr	tr	0,0	164
Pâtes (nouilles aux oeufs), cuites, 1 tasse (250 mL)	2,0	tr	tr	52,0	211
Orge, boulghour, 1½ tasse (125 mL)	1,0	tr	tr	0,0	349
Riz, brun, cuit, 1 tasse (250 mL)	1,0	tr	tr	0,0	214

*traces

La plupart des céréales qui se mangent froides au déjeuner renferment très peu de gras et ne contiennent habituellement pas de cholestérol, mais leur valeur calorique peut être élevée si elles sont sucrées.

| *Pâtisseries et craquelins* | QUANTITÉ APPROXIMATIVE DE | | | | |
	GRAS *(g)*	AGS *(g)*	AGPI *(g)*	CHOL. *(mg)*	CAL. *(k)*
Gâteau blanc avec glaçage au chocolat,					
(1/16 d'un gâteau de 9 pouces de diamètre)	8,0	3,0	1,0	1	249
Gâteau au fromage, 1/12 d'un gâteau de 9 pouces					
de diamètre)	18,0	10,0	-	170	278
Biscuits, 2 arrowroot	2,0	tr*	tr	tr	57
2 brisures de chocolat	5,0	1,0	1,0	9	104
2 beurre d'arachide	7,0	2,0	1,0	11	123
Croissant, ordinaire	12,0	4,0	1,0	13	235
Beigne, ordinaire, fait avec de la levure	11,0	3,0	2,0	11	174
Tarte aux fruits, pâte double, (1/16 d'une tarte					
de 9 pouces de diamètre)	18,0	5,0	4,0	0	412
Muffin, fait à la maison, ordinaire, moyen	4,0	1,0	tr	21	118

*traces

Les craquelins possèdent généralement une forte teneur en gras. À moins de savoir précisément quelle quantité de gras contiennent vos craquelins favoris, considérez que chacun d'entre eux (ou deux craquelins minces) contiennent un gramme de gras. Par contre, les biscottes melba, les biscuits salés, les biscuits de riz et les biscuits à l'eau font exception; on peut considérer qu'ils sont presque exempts de gras.

Friandises et aliments de restauration rapide	QUANTITÉ APPROXIMATIVE DE GRAS (g)	AGS (g)	AGPI (g)	CHOL. (mg)	CAL. (k)
Muffin anglais, oeuf, fromage et bacon	18,0	8,0	tr*	213	360
Patates chips, petit sac, 60 g	21,0	6,0	12,0	0	315
Maïs soufflé, cuit dans l'huile, sans beurre ajouté, 1 tasse (250 mL)	3,0	2,0	tr	0	55
Friandises, et aliments de restauration rapide					
Bretzels, bâtons, 5	tr	tr	tr	0	59
Sandwich de poisson, gros, sans fromage	27,0	6,0	10,0	91	470
Pizza, pepperoni, ¼ d'une pizza de 14 po	18,0	4,0	tr	38	366
Hot dog, boeuf, avec pain	14,0	4,0	1,0	22	267
Taco à la viande	11,0	4,0	tr	21	195
Hamburger avec fromage, 4 oz	31,0	15,0	2,0	104	525
Frites, 10	8,0	3,0	tr	7	158
Lait battu, chocolat, 1 tasse (250 mL)	45,0	6,0	4,0	tr	250
Hamburger, ordinaire, 2 oz	11,0	4,0	tr	32	245
Sandwich, rôti de boeuf	13,0	4,0	4,0	55	345

*traces

Un sandwich au poulet «type» comporte 42 g de gras; six bouchées de poulet en comptent environ 13 g; et deux morceaux de poulet, 25 g.

Huiles et graisses comestibles	QUANTITÉ APPROXIMATIVE DE				
	GRAS (g)	AGS (g)	AGPI (g)	CHOL. (mg)	CAL. (k)
Beurre, 1 c. à table (15 mL)	11,0	7,0	tr	31	100
Margarine, 1 c. à table (15 mL)	11,0	2,0	3,5	0	100
Saindoux, 1 c. à table (15 mL)	13,0	5,0	1,0	12	117
Shortening, 1 c. à table (15 mL)	13,0	4,0	-	0	117
Huiles, 1 c. à table (15 mL), moyenne relative à l'huile de canola, de maïs, d'olive, d'arachide, de soya, et de tournesol (voir le Tableau 7.2)	14,0	2,0	6,0	0	124
Mayonnaise, plus de 65 % d'huile, 1 c. à table (15 mL)	11,0	1,0	4,0	8	102
Mayonnaise, plus de 35 % d'huile, 1 c. à table (15 mL)	5,0	2,0	2,0	4	58
Vinaigrette Mille-Îles, vendue dans le commerce, 1 c. à table (15 mL)	6,0	2,0	2,0	4	64
Vinaigrette au fromage bleu, 1 c. à table (15 mL)	8,0	tr	2,0	3	77
Vinaigrette française, vendue dans le commerce, 1 c. à table (15 mL)	6,0	tr	2,0	9	64
réduite en calories, 1 c. à table (15 mL)	2,0	tr	tr	9	25

ANNEXE 3

Contenu en fibres alimentaires d'aliments courants

On considère généralement que les fibres alimentaires solubles sont particulièrement utiles pour maîtriser le cholestérol. Les aliments qui en constituent une bonne source sont accompagnés d'un astérisque (*) à gauche des listes qui suivent. Mais n'essayez pas d'en consommer un seul type; choisissez divers aliments riches en fibres et assurez-vous de consommer chaque jour certains aliments qui contiennent des fibres solubles. Même si vous pouvez obtenir les fruits et les légumes sous leur forme nature, ou séchés, en conserve ou congelés, vous obtiendrez plus de fibres si vous pouvez manger la peau. Les jus ne contiennent aucune fibre.

En raison du fait que l'organisme a besoin de temps pour s'adapter aux aliments à haute teneur en fibres, et en particulier sous une forme soluble comme les légumineuses, ajoutez-en graduellement de petites quantités à votre alimentation et buvez beaucoup de liquide lorsque vous les consommez. En dernier lieu, ne vous laissez pas distraire par les noms fantaisistes lorsque vous achetez des craquelins, des biscuits ou des céréales. Assurez-vous de savoir ce que vous achetez. Les bons vieux biscuits à la farine d'avoine peuvent contenir autant de fibres et coûter deux fois moins cher.

Aliments de grains entiers	QUANTITÉ APPROXIMATIVE DE				
	GRAS	AGS	AGPI	CHOL.	CAL.
	(g)	(g)	(g)	(mk)	(k)
Pain de seigle foncé, 1 tranche	1,0	tr	tr	tr	79
Pain de blé entier, 1 tranche, 100 %	1,4	tr	tr	tr	61
Gruau, cuit, ½ tasse (125 mL)	1,1	1,0	tr	0	77
Riz brun, cuit, ½ tasse (125 mL)	1,1	tr	tr	0	107
Spaghetti, enrichi, cuit, 1 tasse (250 mL)	2,0	1,0	tr	41	104
Muffin au son, fait à la maison, moyen	1,2	tr	tr	0	164
Céréales de déjeuner					
Flocons de son, blé entier, ¾ tasse (200 mL)	3,9	-	-	0	139
Son, «All Bran», ½ tasse, (125 mL)	13,2	-	-	0	113
Son, «Bran Buds», ½ tasse, (125 mL)	10,7	-	-	0	122
Son, «100 % Bran», ½ tasse, (125 mL)	9,9	tr	tr	0	90
Son de maïs, ¾ tasse (200 mL)	6,1	-	-	0	118
Flocons de maïs ordinaires, ¾ tasse (200 mL)	tr	-	-	0	70
«Red River», cuites, ½ tasse (125 mL)	2,4	-	-	0	82
«Wheaties», ¾ tasse (200 mL)	1,7	tr	tr	0	86
«Shreaddies», ¾ tasse (200 mL)	3,2	-	-	0	169
Farine et céréales					
Seigle, farine légère 1 tasse (250 mL)	4,5	tr	tr	0	357
Blé, farine tout usage, 1 tasse (250 mL)	3,9	tr	tr	0	484
Blé, farine, blé entier, 1 tasse (250 mL)	11,3	tr	1	0	423
Fruits					
*Pomme, grosseur moyenne, avec peau	3,5	tr	tr	tr	81
Abricots, séchés, 5 moitiés, non cuits	1,4	tr	tr	0	41
frais, 3 de grosseur moyenne	1,8	tr	tr	0	51
*Banane, grosseur moyenne	2,4	tr	tr	0	105
Bleuets, 1/2 tasse (125 mL)	2,0	0	0	0	43
Cantaloupe, demi	2,7	0	0	0	93
Cerises, 1 tasse (250 mL)	1,8	tr	tr	0	110
Dattes, dénoyautées, hachées, 1/2 tasse (125 mL)	7,2	0	0	0	258
*Pamplemousse rose, moitié	1,6	tr	tr	0	37
*Orange, moyenne, crue, pelée	2,6	tr	tr	0	62
Pêche, moyenne, sans peau, crue	1,2	tr	tr	0	37
*Poire, en conserve, moitiés, avec jus					
1 tasse (250 mL)	4,8	tr	tr	0	131
moyenne, crue, avec peau	4,7	tr	tr	0	131

*Bonne source de fibres solubles

	QUANTITÉ APPROXIMATIVE DE				
	GRAS	AGS	AGPI	CHOL.	CAL.
	(g)	(g)	(g)	(mk)	(k)
Ananas, cru, en dés, 1 tasse (250 mL)	2,3	tr	tr	0	80
Prune, grosseur moyenne, crue	1,1	tr	tr	0	36
*Pruneaux, secs, non cuits, 10	10,0	tr	tr	0	201
Raisins secs, sans pépins, 1 tasse (250 mL)	15,1	tr	tr	0	522
Framboises, congelées, sucrées, 1 tasse (250 mL)	13,5	tr	tr	0	272
Framboises, crues, 1 tasse (250 mL)	6,6	tr	tr	0	64
*Fraises, congelées, sucrées, entières, 1 tasse					
(250 mL)	5,4	tr	tr	0	210

Légumes

Asperges, cuites, ½ tasse (125 mL)	1,4	tr	tr	0	48
Fèves germées, cuites, ½ tasse (125 mL)	0,7	tr	tr	0	14
*Haricots, verts, cuits, ½ tasse (125 mL)	1,7	tr	tr	0	23
*Brocoli, cuit, ½ tasse (125 mL)	2,3	tr	tr	0	24
Choux de Bruxelles, cuits, ½ tasse (125 mL)	2,5	tr	tr	0	32
*Chou, cuit, ½ tasse (125 mL)	1,6	tr	tr	0	17
*Carottes, cuites, ½ tasse (125 mL)	2,5	tr	tr	0	37
Chou-fleur, cuit, ½ tasse (125 mL)	1,1	tr	tr	0	16
Céleri, cru, en dés, ½ tasse (125 mL)	1,0	tr	tr	0	10
*Grains de maïs, cuits, ½ tasse (125 mL)	2,4	tr	tr	0	70
Panais, cuit, ½ tasse (125 mL)	2,9	tr	tr	0	67
Pois, verts, cuits, ½ tasse (125 mL)	3,8	tr	tr	0	71
*Pomme de terre, grosseur moyenne, bouillie,					
sans la peau	1,4	tr	tr	0	116
grosse, cuite avec la peau	3,5	tr	tr	0	163
Épinards, cuits, ½ tasse (125 mL)	2,2	tr	tr	0	22
crus, hachés, 1 tasse (250 mL)	2,4	tr	tr	0	13
*Patate douce, cuite sans la peau, ½ tasse					
(125 mL)	4,2	tr	tr	0	182
Tomate, grosseur moyenne	1,8	tr	tr	0	23
Navet, cuit, ½ tasse (125 mL)	2,6	tr	tr	0	22

Légumineuses et noix

*Haricots rouges, cuits, ½ tasse (125 mL)	3,3	tr	tr	0	119
*Haricots de lima, cuits, ½ tasse (125 mL)	4,7	tr	tr	0	111
*Lentilles, cuites, ½ tasse (125 mL)	4,2	tr	tr	0	122
*Pois secs, cuits, ½ tasse (125 mL)	2,4	tr	tr	0	122
*Petits haricots blancs, cuits, ½ tasse (125 mL)	4,1	tr	tr	0	132

* Bonne source de fibres solubles

Diète quotidienne à 30 grammes de fibres

Il peut vous être difficile d'imaginer à quoi ressemblerait une diète riche en fibres. Ce n'est pas réellement si inhabituel, comme l'indique l'échantillon de menu qui suit.

Déjeuner	*Quantité de fibres*
Céréale de son d'avoine (¾ de tasse)	3,5
Petite poignée de raisins secs	
(environ ¼ de tasse)	3,0
Lait écrémé (½ tasse)	0,0

Collation du matin

Muffin au son ou banane moyenne	2,5

Dîner

Tartinade au saumon	0,0
Pain de blé entier (2 tranches)	4,8
Soupe de pois cassés (environ ½ tasse de pois)	4,7
Lait écrémé (1 tasse)	0,0
Une orange pour dessert	2,5

Souper

Poitrine de poulet poché	0,0
Patate cuite avec la peau	2,5
Brocoli et carottes (1 tasse)	5,0
Petite salade verte (environ)	1,0
Lait écrémé (1 tasse)	0,0
Fraises (1 tasse)	3,0

Quantité totale de fibres pour la journée	32,5

ANNEXE 4

Tour d'horizon de certaines recherches scientifiques

Au fil du présent ouvrage, vous avez probablement remarqué des allusions à des méthodes expérimentales imparfaites et à des interprétations douteuses de certaines études et de leurs résultats. En effet, pratiquement toutes les études effectuées ont subi un certain examen critique. Il ne fait pas de doute que la communauté médicale est divisée sur la façon d'interpréter les résultats des études et sur le degré d'effort à mettre pour appliquer les mesures de dépistage de l'hypercholestérolémie chez les personnes présentant peu de risque de maladie cardiaque. Ainsi, il y a controverse quant au moment d'entreprendre un traitement médicamenteux et à l'opportunité de recourir à ce dernier.

Puisque je crois que la corrélation entre le cholestérol sanguin et les maladies coronariennes est importante, avant que vous ne lisiez quelques exemples de ce que je crois être de la science imparfaite, il serait mieux que j'explique pourquoi j'ai pris cette position. Il ne fait pas de doute dans mon esprit que nombre d'études ne prouvent pas en réalité ce qu'elles prétendent prouver. De même, je ne crois pas que certaines recommandations officielles, celles des autres pays en particulier, soient justifiées si l'on se fonde sur les connaissances actuelles. Il serait préférable que nous soyons très prudents en soumettant des sujets à un traitement médicamenteux, sauf si leur cholestérolémie est dangereusement élevée et si tous les traitements non médicamenteux ont échoué.

Cependant, à mon avis, l'ensemble de la population a toutes les raisons logiques d'adopter une alimentation prudente. Suffisamment de données appuient fortement la réduction de l'ingestion de lipides en général et la limitation des graisses saturées à 10 % de l'apport calorique. À ma connaissance, rien ne permet d'avancer que cette recommandation puisse être nocive de quelque façon que ce soit. Ainsi, les avantages éventuels au titre de la réduction du risque de maladie cardiaque, et même de cancer, surpassent sans doute tout effet nocif possible. De même, l'accroissement de l'apport en glucides complexes et en fibres et la réduction de l'apport en protéines totales, plus particulièrement les protéines animales, semble tout à fait logique. Une fois de plus, en ce qui nous concerne, les avantages éventuels sont nombreux, et les désavantages, inexistants.

Il est tout à fait insensé de rejeter l'adoption d'une alimentation prudente ainsi que la modification d'autres facteurs de risque en se fondant sur le fait qu'aucune étude ne s'est révélée valable au plan statistique. Cela va de soi lorsque tout indique qu'une alimentation prudente est de loin meilleure pour la santé que celle de la plupart des Canadiens à l'heure actuelle.

Un des arguments souvent invoqués contre nombre des études d'intervention consiste à affirmer que le nombre de décès ne baisse pas, même si l'on observe une diminution de la prévalence de problèmes cardiaques, ainsi que des décès reliés à ces derniers. En d'autres termes, le traitement de l'hypercholestérolémie ne prévient pas un décès, mais ne fait qu'en changer la cause. Cela ne devrait surprendre personne : la mort viendra tous nous cueillir.

Selon l'une des études principales, les sujets qu'on a sauvés en abaissant leur cholestérolémie sont disparus en raison d'une augmentation du nombre de suicides et de meurtres. Pour certains, cela pourrait vouloir dire que l'ingestion de médicaments favorise d'une certaine façon une mort violente. Ils pourraient aussi bien se demander pourquoi il faut traiter l'hypercholestérolémie si cela ne permet pas de sauver des vies. Ceux d'entre nous qui ne sont pas intéressés à mourir d'une crise cardiaque peuvent discerner la fausseté de ce genre d'interprétation.

Selon une analyse des données actuelles par certains chercheurs, pour les personnes d'âge moyen à faible risque, un programme visant à réduire le taux de cholestérol durant toute la vie leur permettrait d'ajouter de trois jours à trois mois environ à leur existence. Pour les personnes à risque élevé, la marge supplémentaire se situe entre 18 jours et douze mois. En fait, si l'on considère le temps que l'on passe dans le cabinet du médecin, dans les salles d'attente et en compagnie de conseillers en nutrition, les avantages pourraient bien être réduits à quelques minutes supplémentaires de vie. Ce dont vous devez vous rappeler, cependant, c'est qu'il s'agit là d'analyses statistiques. Nous sommes faits vous et moi de chair et d'os, et nous ne sommes pas des nombres.

Les recommandations de ce livre se fondent sur celles du Congrès du consensus canadien sur le cholestérol et sur ma propre revue de la documentation écrite. À mon avis, elles sont raisonnables et logiques. Elles visent à identifier les personnes exposées à un risque accru d'affections cardiaques et à modifier ces risques. Cependant, il ne s'agit pas là de recettes d'immortalité.

Je présente les données d'études suivantes pour que vous puissiez comprendre pourquoi il ne serait pas professionnel d'adopter certaines des recommandations provenant d'autres organismes et qui vont au delà des recommandations du Congrès du consensus canadien.

POURQUOI IL N'EST PEUT-ÊTRE PAS NÉCESSAIRE DE LIMITER L'INGESTION
D'OEUFS ET D'AUTRES ALIMENTS RICHES EN CHOLESTÉROL

Ma femme prépare un plat succulent nommé «Fruits de mer d'amour». Il s'agit d'une combinaison de crevettes, de pétoncles, de homard et d'une sauce hollandaise. Que voilà une orgie de cholestérol : des fruits de mer, des jaunes d'oeufs et du beurre! Bien que nous remplacions habituellement le beurre par de la margarine Becel, qui contient le plus grand pourcentage de graisses polyinsaturées (voir le chapitre 7), les «Fruits de mer d'amour» baignent tout de même dans un océan de cholestérol alimentaire. La question est la suivante : doit-on éliminer les «Fruits de mer d'amour» quand on adopte une alimentation prudente?

Dans le même ordre d'idées, doit-on éliminer les omelettes? Et les oeufs? La recommandation actuelle, selon laquelle il faut ingérer 300 mg ou moins de cholestérol par jour, est-elle scientifiquement valable?

À toutes ces questions, je réponds que cela dépend de la personne. Ma femme et moi continuerons de nous préparer des «Fruits de mer d'amour», non pas tous les soirs, mais peut-être quelques fois par année. Nous n'en avons jamais mangé plus souvent de toute façon. Après environ 18 ans de mariage, il y a quand même certaines limites quant à la dose d'amour – et de fruits de mer – qu'une personne peut se permettre.

En ce qui a trait à la consommation de cholestérol, les oeufs constituent une source de protéines relativement peu coûteuse. Si je les aime et que je n'y suis pas allergique, je dois me sentir libre d'en manger. Examinons mes raisons de me sentir ainsi.

Un gros oeuf cru contient 274 mg de cholestérol. N'en mangez qu'un et, si vous essayez de rester sous la barre des 300 mg, vous devrez demeurer végétarien pour le reste de la journée. Si vous ajoutez à cela une tasse de lait entier ou une once de cheddar, contenant respectivement 33 mg et 30 mg de cholestérol, vous avez dépassé les 300 mg pour le reste de la journée. En ne mangeant qu'un oeuf à la coque pour déjeuner et trois onces de steak de surlonge pour souper, vous montez votre total quotidien à 341 mg. Ajoutez à cela trois onces de saumon en conserve pour le dîner, et le voilà à 378 mg.

Un oeuf et 3½ oz de crevettes bouillies contiennent 469 mg de cholestérol. Cependant, peu de gens se contentent d'un seul oeuf. Dans la plupart des omelettes, il en faut deux; celles des «appétits robustes» en contiennent trois. De plus, tout le monde sait que l'on doit tremper les crevettes dans du beurre à l'ail pour obtenir un maximum de plaisir. Une simple cuillerée à thé de beurre contient 31 mg de cholestérol.

Toutefois, mon problème concernant la limite quotidienne de 300 mg ne se fonde pas sur un amour des crevettes baignant dans du beurre à l'ail, mais sur le fait que cette limite est peu justifiée dans les documents médicaux.

Comment les études sur le cholestérol sont-elles effectuées

Comme bon nombre de recherches sur la nutrition, les études concernant la corrélation entre les taux de cholestérol sanguin et alimentaire sont effectuées de plusieurs manières : a) expériences sur des animaux et extrapolation des résultats et application aux humains; b) expériences sur des personnes qui ne sont pas représentatives de la population générale; c) expériences sur un très petit nombre de personnes; d) expériences sur des personnes confinées à l'unité d'études sur le métabolisme dans un hôpital; e) expériences sur des personnes dont le régime alimentaire n'est pas normal; f) expériences sur des personnes dont l'alimentation contient des quantités ridicules de cholestérol; ou g) expériences sur des personnes malades.

Indépendamment des mérites des méthodes scientifiques utilisées, il ressort de ces études que :

1. Pour la majorité de la population, la quantité de cholestérol alimentaire n'a que peu, voire pas du tout, de rapport avec le cholestérol sanguin, qu'il s'agisse de HDL ou de LDL.

2. De tous les facteurs alimentaires, comme les graisses, les graisses saturées et polyinsaturées, le cholestérol alimentaire est celui qui influe le moins sur la cholestérolémie.

Voilà la raison du changement de mentalité à propos des fruits de mer. D'abord, les personnes dont la cholestérolémie s'était élevée, ou qui ne faisaient que la surveiller, ont reçu le conseil d'éliminer de leur alimentation les crevettes et d'autres fruits de mer riches en gras. Ensuite, une nouvelle donnée est apparue : les acides gras contenus dans les fruits de mer sont excellents. Pour la plupart des gens, le cholestérol présent dans les fruits de mer n'influe aucunement sur le taux sanguin.

Vous remarquerez un point commun à tout cela : nous ne réagissons pas tous de la même façon. Chez peut-être un tiers de la population (je ne sais pas si quelqu'un connaît la proportion exacte), la cholestérolémie augmentera si on impose une alimentation riche en cholestérol. Ce qui semble ressortir de la revue de la documentation, c'est qu'il n'existe pas de moyen sûr pour déterminer qui sont ces personnes. Elles peuvent présenter un taux de cholestérol sanguin élevé, faible ou moyen. Leurs artères peuvent être en bon ou en mauvais état. Il est possible que leurs taux de LDL et de HDL soient normaux. Il se peut également qu'ils souffrent d'embonpoint ou de maigreur.

L'essai de diverses diètes constitue à peu près la seule façon de déterminer qui sont ces «hypersensibles». Je ne sais pas si quelqu'un effectue des études à ce sujet, mais les documents médicaux ne présentent vraiment pas d'autres suggestions que je puisse comprendre. Examinons donc quelques études tirées de revues médicales réputées.

Deux études sur le cholestérol

Dans le numéro du 7 février 1987 du *British Medical Journal*, des chercheurs en diététique et des scientifiques du Radcliffe Infirmary à Oxford, ont publié les résultats de leur étude portant sur des sujets dont on a réduit l'apport alimentaire en graisses et accru celui en fibres. On a recruté des volontaires en bonne santé à l'aide de publicité diffusée dans les journaux; sur 194 candidats, 35 ont été éliminés parce qu'ils n'étaient pas en aussi bonne santé qu'ils le croyaient, et 24 autres l'ont été plus tard lorsqu'ils se sont sentis incapables de respecter la diète. Si mon calcul est bon, il restait 135 participants dont l'établissement pouvait tirer des résultats. Il est intéressant de noter que 108 d'entre eux étaient des femmes. Dans la plupart des autres études sur les lipides, la plupart des sujets étaient des hommes. Se peut-il que les hommes en bonne santé soient moins susceptibles de se porter volontaires pour ce genre d'étude? La plupart des 24 participants qui ont abandonné étaient-ils des hommes? (On peut toujours se poser des questions sur les méthodes d'étude.)

En plus des 135 personnes en bonne santé, 20 hommes et 13 femmes hyperlipémiques ont été inclus dans l'étude, qui s'étendait sur 24 semaines. Pendant les huit premières semaines, on a demandé à chacun des 168 participants de s'astreindre à une diète individualisée, à faible teneur en graisses et à haute teneur en fibres. Le nombre de calories absorbées quotidiennement variait entre 1 000 et 3 000, selon la quantité nécessaire à chaque personne pour conserver un poids corporel stable. Toutefois, la diète prescrite le plus souvent contenait 1 500 calories. Je trouve cela un peu étrange puisque la quantité quotidienne recommandée pour une femme d'âge moyen se situe entre 1 800 et 2 000. Un déficit de 300 à 500 calories par jour, soit de 2 100 à 3 500 par semaine, provoque la perte d'une livre par semaine, même si l'objectif de l'étude consistait à stabiliser le poids corporel.

Les 1 500 calories quotidiennes prescrites pour une personne en bonne santé se composaient de 15 % de protéines, de 50 % de glucides et de 35 % de graisses. Le rapport entre les graisses polyinsaturées sur et les graisses saturées (P/S) équivalait à 0,6. (Pour un régime prudent, on recommande un rapport d'environ 1,0.) La diète de 1 500 calories prescrites aux sujets hyperlipémiques comportait de légères différences : 18 % de protéines, 56 % de glucides et 26 % de graisses; le P/S était de 0,8.

Pendant les huit premières semaines, on demandait aux participants de s'habituer à leur diète – chacune d'entre elles autorisait l'absorption de deux oeufs par semaine. Ils ont été ensuite divisés en deux groupes et, pendant les huit semaines suivantes, l'un des groupes s'est astreint à la même diète, et l'autre a augmenté sa consommation d'oeufs à sept par semaine. Afin que le taux de graisses saturées et que le nombre de calories demeurent constants, des modifications mineures ont été apportées à l'alimentation pour compenser l'apport supplémentaire en protéines et en gras des cinq oeufs.

Étude croisée

Pendant les huit dernières semaines, on a demandé à ceux qui consommaient deux oeufs par semaine d'en manger sept, et vice-versa. Voilà ce qu'on appelle une «étude croisée» Après une période d'adaptation de huit semaines pour que tout le monde s'habitue à la diète à basse teneur en graisses, le plan d'étude permet aux chercheurs de comparer les personnes à elles-mêmes (réaction à l'ingestion hebdomadaire de deux oeufs par rapport à sept oeufs) et à toutes les autres. Cela permet d'examiner les tendances individuelles et celles d'un groupe.

L'âge moyen des 168 participants était de 45 ans; l'indice de masse corporelle moyen était de 24,8 au début de l'étude, et de 23,9 à la fin de la période d'adaptation. Cela ne doit pas surprendre, puisque nous avons prédit une perte de poids. Toutefois, pendant les 16 semaines suivantes, le poids corporel ne s'est pas modifié. Je ne suis pas sûr de l'explication qu'il faut donner à ce phénomène. Il semble que les participants ont tenu un registre de ce qu'ils mangeaient et qu'ils s'astreignaient à leur diète. Dans le cadre d'une autre vérification de l'observance, on a mesuré la composition des acides gras composant leurs triglycérides. Ceux qui se sont astreints à leur diète auraient dû présenter une augmentation continue d'acide linoléique (graisse polyinsaturée), puisque les diètes à faible teneur en graisses visent à obtenir ce résultat.

Quels ont été les résultats?

Chez le groupe de personnes en santé, la cholestérolémie avant le traitement était de 5,45 mmol/L. Je suppose qu'il s'agit de la cholestérolémie moyenne à la fin de la période d'adaptation. Après une consommation hebdomadaire de deux oeufs pendant quatre semaines, la moyenne est tombée à 5,17 mmol/L. Après huit semaines de ce régime, elle se situait à 5,23 mmol/L. À raison de sept oeufs par semaine, les valeurs correspondantes étaient de 5,32 après quatre semaines, et de 5,33 après huit semaines. Il existe une différence notable au plan statistique entre les résultats après quatre semaines (5,17 et 5,32), mais pas entre ceux obtenus après huit semaines (5,23 et 5,33).

En d'autres termes, au bout de huit semaines, il n'y avait pas de différence au titre de la cholestérolémie chez les personnes en bonne santé selon qu'elles consommaient deux ou sept oeufs par semaine. De même, on n'a pas observé de différence entre les personnes qui consommaient 350 mg de cholestérol par jour et celles qui en consommaient 150 mg.

On n'a pas observé la différence minime relevée après quatre semaines chez le groupe intialement hyperlipémique. Peu importe si les participants consommaient sept ou deux oeufs par semaine, s'ils ingéraient quotidiennement 308 mg ou 120 mg de cholestérol, aucun effet sur la cholestérolémie n'a été observé pendant la durée de l'étude.

Pourquoi a-t-on effectué l'étude?

En Grande-Bretagne, on consomme en moyenne quatre oeufs par semaine. Cette étude visait à vérifier si le fait de doubler cette quantité ou de la réduire de moitié aurait un effet sur le cholestérol chez les personnes en santé ou qui présentaient un taux élevé de cette substance. On pourrait reprocher à l'étude que le groupe de personnes en santé ait été soumis à une diète contenant 35 % de graisses plutôt que les 30 % recommandés, et qu'elles aient reçu également une quantité de graisses saturées supérieures à la proportion recommandée. Toutefois, dans l'ensemble, les chercheurs sont arrivés à leurs fins : étudier des personnes normales et actives, qui n'étaient pas hospitalisées ni soumises à une diète artificielle. Pour faire changement, l'étude comportait plus de femmes que d'hommes. Ce détail peut être important; pratiquement tout ce qui lie le cholestérol sanguin et les maladies coronariennes suppose des études portant majoritairement sur des hommes d'âge moyen.

Remarquez qu'on ne mentionne pas dans l'étude ce qui arriverait si l'ingestion quotidienne de cholestérol dépassait les 350 mg chez les personnes en santé ni quels effets la substance pourrait avoir chez les personnes dont le P/S est inférieur (régime plus riche en graisses saturées). Elle ne permet pas de cerner le groupe qui est très sensible selon les autres chercheurs – les hypersensibles qui ont présenté une élévation marquée du taux de cholestérol quand on a accru la quantité de cette substance dans leur alimentation. Peut-être qu'ils n'ont pas été identifiés parce que l'étude durait plusieurs semaines plutôt que quelques jours, ce qui permettait à chacun de s'adapter à sa diète.

Par ailleurs, l'étude révèle que dans le cas des personnes tentant de maintenir leurs graisses saturées à un taux faible (P/S élevé), une consommation allant jusqu'à sept oeufs par semaine, ou 350 mg de cholestérol par jour, n'est pas susceptible d'accroître la cholestérolémie avec le temps. Elle n'appuie pas la recommandation selon laquelle il est nécessaire de limiter l'ingestion de cholestérol à 300 mg par jour. Elle n'avance pas non plus qu'une consommation quotidienne supérieure à 350 mg soit sûre.

Comment le corps régularise-t-il la cholestérolémie?

Avant de passer à une autre étude et à ses résultats, il est important d'étudier la façon dont le corps régularise la cholestérolémie. Vous vous rappelez que le cholestérol n'est pas un élément nutritif essentiel; la quantité que le foie génère peut suffire aux besoins de l'organisme. Même si nous n'en absorbions pas, nous ne devrions pas en manquer. Alors, quels sont les mécanismes qui peuvent éventuellement régulariser le taux de cholestérol? Nous n'en sommes pas encore sûrs – chacun des points suivants a quelque chose à voir avec le processus :

1. La quantité de cholestérol produite par le foie.
2. La quantité qui est absorbée par les intestins à partir de la nourriture.

3. La quantité que notre corps transforme, ou qu'il utilise comme des «matériaux» dans les cellules et pour produire diverses hormones.
4. La quantité que notre corps est capable d'emmagasiner. Plus l'organisme en emmagasine à l'extérieur du sang, plus la cholestérolémie est faible.
5 La quantité que l'organisme peut excréter.

L'un des fondements de la vie est l'environnement relativement constant que la cellule animale requiert. Les êtres humains ne font pas exception à la règle. Nous nous adaptons à la température ambiante à l'aide d'un choix de vêtements, de diverses formes d'abris et grâce à des climatiseurs et des appareils de chauffage. Notre corps contrôle sa composition chimique avec une précision de beaucoup supérieure. Par exemple, notre taux de potassium se situe entre 3,5 et 5,0 mmol/L. S'il se situait le moindrement à l'extérieur de ces valeurs, notre vie serait menacée. Si l'on pense aux mécanismes et à la composition des liquides que le corps doit garder constants, l'existence d'un système de régulation du cholestérol s'impose.

Selon une hypothèse, si l'on augmente l'apport alimentaire de cholestérol, soit que le foie compense en en produisant moins, soit que nous en éliminions davantage dans les selles. Il en résulterait que la cholestérolémie demeurerait plus ou moins constante. Il est possible que ces mécanismes compensateurs prennent un certain temps avant de se déclencher, et peut-être que l'étude que nous venons d'examiner a révélé un décalage à ce titre. Après une consommation hebdomadaire de deux oeufs pendant quatre semaines, la cholestérolémie était inférieure à celle obtenue à la suite d'une consommation hebdomadaire de sept oeufs pendant quatre semaines. Toutefois, après huit semaines, les taux étaient identiques, peu importe le nombre d'oeufs consommés. L'organisme des participants peut avoir pris entre quatre et huit semaines uniquement pour compenser l'apport hebdomadaire supplémentaire de cholestérol contenu dans les cinq oeufs.

Étude portant sur des hommes d'âge moyen

Une étude américaine parue en juin 1987 dans le volume 79 du *Journal of Clinical Investigation* s'est penchée sur certains mécanismes corporels qui visaient à déterminer de quelle façon nous réagissons aux modifications du type de graisses et de la quantité de cholestérol que nous ingérons. Les scientifiques provenaient de l'université Rockefeller à New-York.

Dans leur introduction, les chercheurs ont énuméré 20 autres études montrant que les personnes qui ingéraient du cholestérol réagissaient en abaissant la quantité produite par le foie et (ou) en accroissant la quantité éliminée dans les selles. Leur organisme a réagi à l'augmentation de l'apport alimentaire de cholestérol en réduisant radicalement la production interne de cette substance et en en éliminant la quantité supplémentaire, ce qui a eu l'effet net de maintenir la cholestérolémie à une valeur relativement constante. Dans une des études mentionnées, des données laissaient croire que certaines personnes absorbaient moins de cholestérol lorsque l'apport alimentaire de cette substance était accru. Ainsi, il est possible qu'une baisse de l'absorption constitue une autre façon de régulariser le taux de cholestérol. Certaines personnes peuvent produire et excréter une quantité de bile supplémentaire pour éliminer le cholestérol sanguin, alors que d'autres en emmagasinent des excès dans diverses cellules de l'organisme.

Cette étude s'est penchée sur 50 hommes d'âge moyen et, bien qu'on ne le mentionne pas spécifiquement, ils étaient probablement hypercholestérolémiques. Aucun d'entre eux ne présentait de symptômes d'affections cardiaques. On a dispensé à tous un counseling en matière d'alimentation et on leur a montré comment évaluer les portions de nourriture. Ils ont été divisés en deux groupes, nommés AGS et AGPI, et la diète de chacun comportait 35 % de calories sous forme de matières grasses. Cependant, la diète du groupe AGS était riche en graisses saturées (P/S de 0,3). alors que celle du groupe AGPI était riche en graisses polyinsaturées (P/S de 1,5).

Pendant les six premières semaines de l'étude, les deux groupes ont ingéré relativement peu de cholestérol. Ensuite, on a demandé à chaque homme de manger trois gros oeufs par jour pendant les six semaines suivantes. (Une suite ininterrompue d'omelettes pour «appétits robustes», peut-être?) Pour compenser l'apport supplémentaire en protéines et en calories, une quantité appropriée de viande, de poisson et de volaille a été éliminée de leur diète. En dernier lieu, tous les hommes ont changé de groupe, et on a recommencé l'étude.

Les chercheurs ont vérifié les échantillons sanguins et les comptes rendus de l'alimentation à diverses périodes de l'étude. À l'aide de moyens technologiques mis au point récemment, ils ont pu analyser les modifications au plan de la production corporelle de cholestérol et de l'absorption du cholestérol alimentaire. Pendant la partie de l'étude où on consommait peu de cholestérol, le sujet moyen a ingéré quotidiennement environ 240 mg de cholestérol; quant il était astreint à manger trois gros oeufs par jour, il en consommait environ 840 mg.

Et voici les résultats :

En moyenne, la quantité de cholestérol que les hommes ont absorbé à partir de leur nourriture a diminué. Il en a été de même de la quantité de cholestérol produite par l'organisme. Comme on s'y attendait, le groupe AGPI présentait une cholestérolémie moyenne inférieure à celle du groupe AGS. Toutefois, le fait de passer d'une ingestion quotidienne de cholestérol de 240 mg à une de 840 mg n'a pas semblé modifier le taux moyen dans les deux groupes. De même, cela n'a pas modifié le taux de HDL.

Certains sujets ont effectivement réagi par une augmentation marquée de la cholestérolémie. Selon le rapport, 8 participants sur 75 se trouvaient dans cette catégorie. Puisque l'étude était supposée ne comporter que 50 participants, je ne sais pas comment calculer le pourcentage que ces huit sujets représentaient. Toutefois, il est intéressant de noter que la cholestérolémie de trois hommes s'est modifiée de façon inverse; elle diminuait de façon notable par suite d'une augmentation de l'apport alimentaire en cholestérol.

Les auteurs ont conclu que le cholestérol alimentaire n'avait qu'une influence marginale sur la lipémie. De cette façon, ils ont rejeté la recommandation selon laquelle l'ensemble de la population doit réduire son ingestion quotidienne moyenne d'environ 450 mg à moins de 300 mg. Toutefois, l'étude ne leur a pas permis de cerner un groupe qui était sensible à une augmentation du contenu alimentaire en cholestérol. Pour ces hypersensibles, la quantité présente dans le régime peut être très importante. Malheureusement, il n'existe qu'un moyen permettant de déterminer qui ils sont : les astreindre à différentes diètes.

COMMENT ONT ÉTÉ EFFECTUÉES CERTAINES ÉTUDES
SUR LES BONNES GRAISSES ET LES MAUVAISES GRAISSES

Environ 40 % des calories absorbées par un Nord-Américain moyen proviennent des graisses. Presque tous les experts considèrent qu'un régime composé de plus de 35 % de matières grasses est riche. Par conséquent, le régime de la plupart des Nord-Américains est riche en graisses.

Cependant, comme nous le savons tous maintenant, il y a graisse et graisse. En termes plus simples, il existe des graisses bonnes, neutres et mauvaises. Vous êtes-vous déjà demandé comment cela était déterminé?

Dans nombre d'études où les chercheurs ont tenté d'examiner des groupes de personnes en vue d'établir une corrélation entre l'alimentation et l'athérosclérose, les chercheurs ont conclu que le risque d'affections cardiaques augmente proportionnellement à l'ingestion de matières grasses. Dans le cadre de certaines études, on a divisé les graisses ingérées selon leurs composantes; ces études tendaient à démontrer une corrélation entre la quantité de graisses saturées ingérées, la cholestérolémie et les affections coronariennes.

Cependant, il est sûr que la vie est plus complexe que cela. La notion selon laquelle toutes les graisses saturées sont mauvaises, toutes les graisses mono-insaturées sont neutres et que toutes les graisses polyinsaturées sont bonnes ne résiste tout simplement pas à l'examen scientifique. L'idée qu'il faut éliminer toutes les viandes rouges, les fruits de mer et les oeufs pour prévenir les affections cardiaques est un mythe.

Selon la plupart des études effectuées, des acides gras spécifiques étaient liés à une augmentation ou à une diminution de la cholestérolémie, et cette conclusion laisse beaucoup à désirer. Une bonne partie de ces recherches a été subventionnée par des groupes ayant des intérêts particuliers, par exemple, par un segment de l'industrie des huiles et des graisses, un office de commercialisation ou un groupe de pression de quelque sorte. Examinons quelques-unes de ces recherches.

Une étude du Texas

Les docteurs Andrea Bonanome et Scott Grundy, du *Center for Human Nutrition,* à l'*University of Texas Southwestern Medical Center* à Dallas, ont publié un article dans le numéro du 12 mai 1988 du très réputé *New England Journal of Medicine.* Leur étude visait à déterminer si l'acide stéarique provoquait une élévation de la cholestérolémie. La substance à l'étude est un acide gras complètement saturé provenant principalement du boeuf et du beurre de cacao.

Au plan de la méthode, on a choisi onze participants de sexe masculin. La méthode de sélection n'est pas décrite. Quatre présentaient des antécédents d'affections coronariennes et prenaient des inhibiteurs des canaux calciques, des bêta-bloquants et de la nitroglycérine pendant l'étude. On présume que les sept autres hommes étaient en santé et ne prenaient pas de médicaments pendant l'étude.

Comment ce groupe de onze hommes peut-il se comparer à un échantillon aléatoire de onze hommes de votre voisinage ou du mien? Leur âge moyen était de 64 ans, et leur poids moyen, de 72 kilos; l'indice de masse corporelle (IMC) moyen était de 24. À en juger d'après ces données, je dirais que ces onze hommes étaient plus âgés que la personne moyenne observée en pratique médicale, que les gens de mon entourage et de la ville où j'habite. (Et remarquez que l'échantillonnage de l'étude ne comportait aucune femme.) Nous ne pouvons pas parler beaucoup du poids moyen des hommes, car leur taille moyenne n'était pas mentionnée. Selon leur IMC moyen, il se peut qu'ils aient été un peu au-dessus de leur poids «idéal».

En général, ces hommes faisaient partie d'un groupe ayant besoin au moins d'une alimentation prudente en vue de réduire la cholestérolémie à la valeur magique de 5,2. J'ai calculé que le rapport moyen entre le cholestérol et les HDL était de 5,29, ce qui rend les sujets plus susceptibles de subir une crise cardiaque. Cela ne doit pas nous surprendre, si l'on considère l'âge moyen et le fait que quatre d'entre eux subissaient un traitement pour une affection coronarienne. On ne mentionne pas non plus combien de fois on a mesuré la lipémie de ces hommes avant que l'étude ne commence.

Il est temps d'examiner l'étude proprement dite. On a divisé cette dernière en trois périodes de trois semaines chacune. Pendant ces neufs semaines, on a nourri les hommes à l'aide de diètes liquides; les calories de ces dernières provenaient à 40 % de graisses, à 40 % de glucose (de sucre simple, mais pas de glucides complexes) et à 20 % de protéines du lait. L'ingestion quotidienne de cholestérol était inférieure à 100 mg chez les hommes. Pendant toute la période de l'étude, ces derniers ont été confinés à l'unité d'études sur le métabolisme du *Dallas Veteran's Administration Medical Center*. On leur permettait de se promener près de l'hôpital, mais on leur interdisait de se livrer à des exercices exténuants.

Points faibles de la méthode utilisée

Je suis désolé de vous donner ces détails, mais quiconque désire évaluer les résultats d'une étude doit s'assurer que la méthode choisie par les chercheurs était adéquate pour répondre aux questions formulées, et qu'elle appuie les conclusions des chercheurs. Dans le cas qui nous occupe – ce qui est malheureusement la règle avec ce genre d'étude – nul besoin de posséder un doctorat en conception de recherche pour relever les points faibles.

En ce qui concerne les sujets, les onze hommes n'étaient pas représentatifs de la population en général. Outre le fait que quatre d'entre eux avaient souffert d'affections cardiaques et qu'ils étaient tous plus âgés que la moyenne, nous ne disposons pas d'un grand nombre de données à leur sujet. De plus, vous et moi, de même que les autres membres de notre collectivité, ne sommes pas confinés à l'unité d'études sur le métabolisme d'un hôpital. Le régime mis à part, le seul fait de se retrouver dans un établissement hospitalier risque de modifier des paramètres comme la pression artérielle, l'état mental et la lipémie. De même, ni vous ni moi ne vivons d'un régime liquide. Et même lorsque c'était le cas quand nous étions bébé, espérons que 40 % de nos calories ne provenaient pas de glucose pur.

Même si je suis un médecin et que je détiens une maîtrise en sciences, il reste que je ne suis pas un spécialiste de la conception d'études. Et même si c'était le cas, la méthodologie utilisée dans le cadre de cette étude ne m'aurait pas impressionné.

Bien sûr, nous voulons maintenant savoir quels genres de graisses ont fait partie de la diète des hommes pendant les trois phases de l'étude. L'une des diètes contenait une forte proportion d'un acide gras saturé, l'acide palmitique. Dans ce cas, l'huile de palme constituait la seule source de lipide.

Une autre était riche en acide stéarique, l'acide gras que les chercheurs désiraient vraiment étudier. Vous rappelez-vous que j'aie dit que le boeuf et le beurre de cacao constituaient la source principale d'acide stéarique? Eh bien, peut-être qu'ils ont éprouvé des difficultés à obtenir de l'acide stéarique sous forme naturelle – ils disposaient d'une graisse synthétisée par *Anderson Clayton Foods*, offerte à titre gracieux par le *W.L. Clayton Resarch Center* à Richardson, au Texas.

Pour synthétiser cette graisse, on a utilisé un procédé consistant à hydrogéner complètement l'huile de soya principalement polyinsaturée. Ensuite, on a pris le produit dorénavant saturé, on l'a soumis à une hydrolyse chimique et on l'a estérifié de nouveau de façon aléatoire à l'aide d'huile de carthame. La matière grasse résultante a ensuite été utilisée dans la diète liquide des onze hommes.

Je ne suis pas un chimiste. Cependant, je dois me demander ce que l'hydrogénation, l'hydrolyse et la réestérification ont fait à l'huile de soya et à l'huile de carthame. Le mélange final comprenait des graisses mono-insaturées, polyinsaturées et saturées différentes de l'acide stéarique. Combien d'entre elles sont naturelles?

Ne perdons pas de vue le protocole de l'étude. Les chercheurs tentaient d'établir si l'acide stéarique, probablement le même que l'on retrouve dans notre alimentation, provoque une élévation, une diminution ou une stabilisation de la cholestérolémie. Compte tenu de la méthode décrite, croyez-vous que cette étude était assez bien conçue pour permettre de trouver la réponse?

La troisième diète comportait une matière grasse riche en acide oléique, qui est un acide gras mono-insaturé. Pour cette troisième diète, les auteurs ont affirmé qu'ils ont utilisé de l'huile de carthame riche en acide oléique. Cela devait être certainement une sorte d'huile de carthame inhabituelle, car le pourcentage d'acide oléique qu'ils ont mentionné est de loin supérieur à celui de l'huile de carthame que je connais. Peut-être s'agit-il d'une erreur de frappe, ou peut-être encore les acides gras de l'huile de carthame ont-ils été modifiés au moyen d'une petite hydrogénation, ce qui a provoqué des liaisons des isomères «trans» et d'autres phénomènes artificiels.

Les résultats semblaient prometteurs

Maintenant que nous connaissons la méthode, nous pouvons examiner les résultats. Aucun des onze hommes n'est décédé. Aucun d'entre eux n'a abandonné l'étude, ce qui est également surprenant. Seuls des hommes très motivés resteraient circonscrits dans un hôpital de vétérans pendant neuf semaines, à boire ces succulentes diètes. Ils ont bu leurs repas, conservé leur poids et n'ont signalé aucun effet secondaire défavorable. Les résultats sont les suivants :

• La cholestérolémie moyenne était inférieure de 14 % chez les hommes s'astreignant à la diète forte en acide stéarique comparativement à ceux dont la diète contenait une forte proportion d'acide palmitique. Leur taux de LDL était inférieur de 22 %. Leur taux de HDL était inchangé.

- La cholestérolémie moyenne était inférieure de 10 % chez les hommes s'astreignant à la diète forte en acide oléique comparativement à ceux dont la diète contenait une forte proportion d'acide palmitique. Leur taux de LDL était inférieur à 15 %. Leur taux de HDL était inchangé.

- Les taux moyens de cholestérol sanguin, de LDL et de HDL étaient environ les mêmes, que les sujets soient soumis à la diète à forte teneur en acide oléique ou en acide stéarique.

Bien sûr, les auteurs ont discuté des résultats de leur étude. D'habitude, cette partie d'une publication scientifique commence par une revue des documents écrits auparavant sur ce sujet. Ces auteurs se sont pliés à cette façon de faire. Ils ont cité sept études publiées précédemment, et toutes concluaient que l'acide stéarique ne provoquait pas d'élévation de la cholestérolémie. Toutefois, ils ont affirmé que peu de gens semblent avoir fait attention à ces résultats. Ainsi, on a continué à associer l'acide stéarique à d'autres acides gras saturés, et la croyance selon laquelle les aliments qui en contiennent accroissent la cholestérolémie s'est perpétuée.

Les comparaisons étaient-elles valables?

Les chercheurs ont laissé entendre que les études antérieures visaient vraiment l'étude d'autres acides gras qui se retrouvaient en abondance dans le régime humain normal. Toutefois, leur étude était conçue spécialement pour examiner l'acide stéarique. C'est pourquoi ils ont fait synthétiser un lipide artificiel pour élever le pourcentage du contenu d'acide stéarique à 42,9 %. D'une part, la nature ne produit pas d'aliments dont le contenu s'approche de 45 %, et, d'autre part, ils voulaient comparer l'acide stéarique et l'acide palmitique. La source de ce dernier était l'huile de palme, qui contient de 43 % à 45 % d'acide palmitique. Cependant, ils ont comparé ces deux diètes à une troisième qui, selon eux, était constituée à 79,7 % d'acide oléique. Pourquoi n'ont-ils pas choisi un troisième acide gras dont le pourcentage allait de 40 % à 45 % en vue de rendre les comparaisons valables?

Pendant que les hommes étaient soumis à la diète riche en acide stéarique, leur cholestérolémie moyenne est passée de

5,87 mmol/L à 4,47 mmol/L, alors qu'elle est descendue à 4,68 mmol/L chez ceux dont la diète comportait de l'acide oléique. Selon les données, la diète renfermant des graisses synthétisées contenant toutes ces graisses saturées a réduit la cholestérolémie davantage que la diète riche en graisses polyinsaturées. Nous ne pouvons que deviner quel type de graisses ces hommes consommaient avant l'étude, car lorsqu'ils se soumettaient à la diète à l'acide palmitique – dont le total des graisses saturées est de 51,1 par 100 mmol/L – la cholestérolémie moyenne est passée de 5,87 mmol/L à 5,22 mmol/L.

Il semble que la cholestérolémie de ces onze hommes diminuait, peu importe ce qu'ils mangeaient. Se peut-il qu'un facteur autre que la composante en matières grasses des diètes soit responsable de ces résultats?

Certaines lacunes

Selon les chercheurs, la raison pour laquelle le cholestérol total des onze hommes a diminué est que ces derniers avaient une alimentation encore plus mauvaise avant le début de l'étude. Il est probable qu'ils consommaient davantage de cholestérol. Cependant, les chercheurs ont également noté un résultat curieux : la cholestérolémie des sujets tend à baisser lorsque ces derniers sont confinés au service d'évaluation métabolique d'un hôpital. Devant le fait accompli, les chercheurs ne pouvaient pas expliquer ce qui avait pu se produire.

En dernière analyse, ils ont reconnu que leur étude comportait «certaines lacunes». Elle ne permettait pas vraiment de tirer conclusions sur les effets de l'acide stéarique chez les femmes. Et puisque les participants ont été soumis à des diètes spéciales, les chercheurs «demandent instamment que les résultats ne soient pas étendus sans réserve aux graisses communes riches en acide stéarique, comme la graisse de boeuf et le beurre de cacao, en l'absence de données supplémentaires» étayant les résultats. Ils ont fait remarquer que cela est particulièrement important, car la graisse de boeuf et le beurre de cacao contiennent également de l'acide palmitique qui, selon eux, «accroît incontestablement la cholestérolémie» – même si leur étude démontrait en fait qu'elle le réduisait.

Ils ont conclu que les graisses saturées n'ont pas toutes le même effet sur le cholestérol sanguin. Cette conclusion, ont-ils dit, doit être prise en considération par les spécialistes lorsque ces derniers font des recommandations. Ils ont suggéré que les aliments contenant de l'acide stéarique soient synthétisés – par exemple, de la margarine à base de cette substance aurait la même consistance que la margarine habituelle sans accroître le taux de cholestérol. Cela constituait leur remarque finale. Et cette dernière restera dans la mémoire de bien des gens.

Un éditorial et une entrevue

Les docteurs I.H. Rosenberg et E.J. Schaefer de l' *USDA Human Nutrition Research Center on Aging* à l'université de Tufts ont publié un éditorial qui se trouvait également dans le numéro du 12 mai 1988 du *New England Journal of Medicine*. Ils nous rappelaient que toutes les études auxquelles les chercheurs ont fait allusion avaient été effectuées pendant que les sujets se soumettaient à une diète liquide composée à environ 40 % de graisses et contenant moins de 100 mg de cholestérol. Ils ont conclu qu'il est probable que les constatations liées aux diètes riches en acide stéarique s'appliqueraient aux diètes sans formule et plus riches en cholestérol, et que cela reste à vérifier. J'aurais pensé qu'il était beaucoup plus sûr de conclure à l'inutilité de spéculer sur ces constatations jusqu'à ce qu'on effectue des recherches plus approfondies.

En outre, ils ont mentionné que l'industrie de l'alimentation serait intéressée à savoir que les margarines à haute teneur en acide stéarique peuvent réduire la cholestérolémie aussi efficacement que celles qui sont riches en acide linoléique. En même temps, il est possible que ces types de margarine présentent une consistance plus agréable et qu'elles aient meilleur goût.

L'un des auteurs de l'étude sur l'acide stéarique, le docteur Grundy, a été interviewé dans le numéro du 27 mai 1988 de la revue *Science*. Selon ses dires, l'étude a démontré que «le bœuf maigre est bon et qu'il a un rôle acceptable dans notre alimentation». Il croyait également qu'il serait possible de créer un régime plus intéressant au goût, tout en maintenant une cholestérolémie faible, si les industries de transformation des aliments faisaient usage d'acide stéarique.

Mark Hegsted, identifié comme professeur émérite à l'université Harvard, a été interviewé dans le cadre du même article dans la revue *Science*. On rapporte qu'il a dit : «L'acide stéarique n'accroît pas la cholestérolémie, mais je ne crois pas qu'il la réduise. Il réduit le taux de cholestérol comparativement à l'acide palmitique, mais cela ne signifie pas que vous abaissez la cholestérolémie proportionnellement à la quantité d'acide stéarique ingérée.»

De retour à Grundy : «Il s'agit d'un avantage pour le boeuf. Il semble donc que le boeuf accroisse la cholestérolémie moins que nous ne le pensions.» Je ne peux pas comprendre comment il a pu en arriver à cette conclusion en se fondant sur son étude des diètes liquides et sur les réserves qui ont été publiées à ce titre. Vous vous rappelez les réserves? Les chercheurs ont demandé instamment que les résultats ne soient pas étendus sans réserve aux graisses communes riches en acide stéarique, comme la graisse de boeuf et le beurre de cacao, en l'absence de données supplémentaires». Peut-être certaines données ont-elles été apportées entre le moment où cet énoncé a été publié dans le numéro du 12 mai du *New England Journal of Medicine* et celui où l'interview a paru dans le numéro du 27 mai de *Science*.

Rappelez-vous également que son étude portait sur onze hommes âgés, et que ces derniers ne pouvaient pas manger de boeuf. Diable! C'est à peine s'ils pouvaient se promener. De pareilles entrevues ont tendance à jeter le doute dans notre esprit, c'est le moins qu'on puisse dire.

Il est difficile de tirer des conclusions

Le fait de parler en termes généraux d'un sujet aussi complexe nous fait prêter le flanc à une critique future. Par ailleurs, il est difficile de faire preuve de spécificité dans un domaine où nous en avons énormément à apprendre sur des points de détail.

Dans le présent livre, je me suis efforcé de formuler des recommandations fondées sur les connaissances actuelles. Cependant, j'espère que nous assisterons dans un avenir rapproché à une explosion de connaissances sur les lipides et sur la prévention des affections cardiaques. Il se peut que des études bien effectuées permettent de découvrir que certaines des recommandations actuelles sont erronées. Cependant, avant que cela ne se produise, je vous recommande de vous en tenir au dicton : «La modération a bien meilleur goût» – sauf, bien sûr, en ce qui concerne les glucides complexes.

Index